Dagmar Heinke

Schlank und fit durch Ayurveda

Gesund, aktiv und schlank ohne Hungern
Mit Ayurveda körperliches und seelisches Gleichgewicht stärken

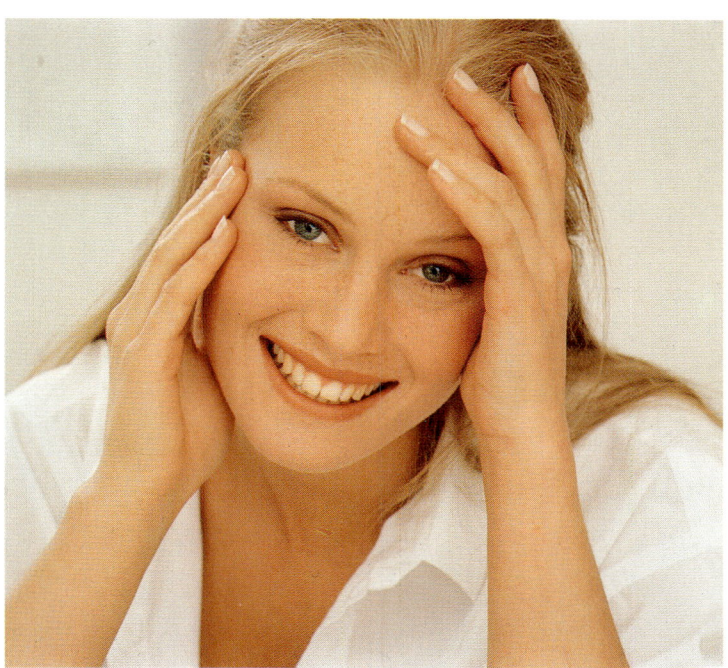

Südwest

Inhalt

Vorwort

Die asiatische Volksmedizin
Ayurveda kann heilen und
den Körper dauerhaft
gesund und fit halten.
Mit ihr ersparen Sie sich
so manches Medikament.

Lassen Sie sich entführen in die ungewöhnliche Welt der Medizin vor 5000 Jahren. Noch heute werden in Indien – obwohl es seit der britischen Kolonialherrschaft »westliche« Medizin gibt – circa 70 Prozent der Bevölkerung mit dem medizinischen System Ayurveda behandelt. An den meisten indischen Universitäten werden beide medizinischen Systeme gelehrt, doch es kam bisher leider nur in seltenen Fällen zu einer Verknüpfung.

Vor 5000 Jahren wurde ein Arzt nur bezahlt, wenn der Patient gesund blieb. Aus diesem Grund war der Arzt bestrebt, den Patienten zu heilen, bei guter Laune zu halten und dafür zu sorgen, daß sich seine Körpersäfte nicht trübten. Denn der Arzt kümmerte sich damals nicht nur um das leibliche Wohlergehen, sondern auch um die Psyche des Patienten. Geriet der Patient in ein Energiedefizit und wurde er krank, so erhielt der Arzt kein Honorar mehr.

Gesundheit ist Harmonie

Die Ayurveda-Therapie geht von einem Normalzustand aus und versucht bei Krankheit, diesen wiederherzustellen – das nennt man Harmonisierung. Normalzustand bedeutet hier die körperliche und geistige Ausgewogenheit eines Menschen in Harmonie mit seiner Umwelt. Die Krankheit – oder Disharmonie – entsteht durch physisch Unangenehmes, z. B. Schmerzen, körperliches Leiden, Lärm usw., sowie psychisch Unangenehmes, alle seelischen Schmerzen wie Neid, Eifersucht, Ärger, Haß, Grausamkeit, Furcht.

5000 Jahre Tradition stehen hinter dieser alten Volksmedizin, die eng verbunden ist mit der chinesischen Akupunkturlehre.

Es ist eine Medizin, die vollständig ohne Chemie auskommt. Sie setzt das Erkennen von Befindlichkeitsstörungen voraus. Gesundheit entspricht der Harmonie des Körpers und des Geistes. Krankheit entspringt einer Disharmonie des Ganzen. Ayurveda bringt Körper und Seele wieder ins Gleichgewicht, denn hier wird der Mensch als ganzheitliches, komplexes Wesen in Beziehung zu seiner Umwelt betrachtet. Die Erhaltung und Wiederherstellung der Gesundheit spielen eine große Rolle. Dazu ist folgendes wichtig:

- Diagnose
- Ernährung
- Heilpflanzen
- Diät
- Yoga
- Meditation
- Öle, Düfte
- Heilkräfte der Farben

Ayurveda, die indische Volksmedizin, baute schon immer darauf auf. Nicht allein die Symptome einer Krankheit sollen behandelt werden, sondern nach der Ursache wird geforscht, und der die Beschwerden auslösende Faktor wird gesucht.

Ayurveda und der Buddhismus

Die hinter dieser Behandlungsform stehende ganzheitliche Lebenseinstellung spiegelt sich im Buddhismus wider: Jede Ursache hat ihre Wirkung, jede Wirkung hat ihre Ursache. Demnach muß die Ursache einer Erkrankung beseitigt werden. Und im Sinn der Vorbeugung müssen alle schädlichen Einflüsse vermieden werden, damit es erst gar nicht zu einer Störung kommt.

Heute wenden auch viele buddhistische Mönche Ayurveda an. Die meisten Klöster haben einen eigenen Garten, in dem bestimmte Pflanzen angebaut werden. Aus ihnen werden unterschiedliche Mischungen hergestellt und bei den entsprechenden Erkrankungen angewendet. Die Mönche ernähren sich fast ausschließlich vegetarisch und nach speziellen Regeln, die Sie kennenlernen werden.

Wenn Sie vorbeugend schädliche Einflüsse auf Ihren Körper und Ihre Seele vermeiden, dann können Sie nicht erkranken. Ayurveda hilft Ihnen.

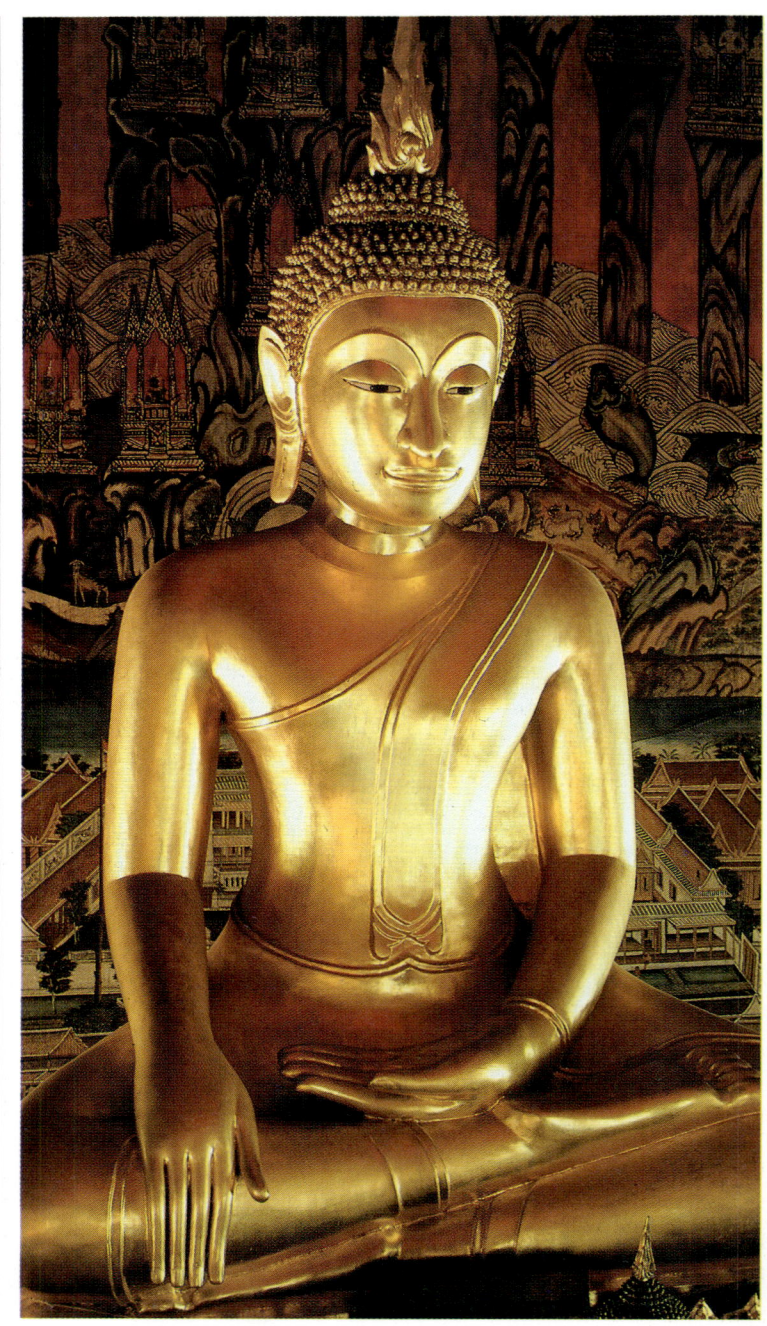

Ayurveda ist eng mit der buddhistischen Lehre verknüpft: Innere Ruhe, Gelassenheit und ein Einverständnis mit der natürlichen Umgebung sollen erreicht werden.

So funktioniert Ayurveda

Das nette, ältere Ehepaar aus Karlsruhe reist seit zehn Jahren zur Behandlung zu Dr. Ananda in Indien. Die Klimaumstellung, die feuchte Hitze und ein kleiner Kreislaufkollaps des Ehemannes im Flugzeug machten ihnen zu schaffen, als ich sie kennenlernte. Die Frau hatte Arthrose in den Händen sowie in den Knien, starke Schmerzen, Verdauungsprobleme. Sie schilderte dem Arzt mit lauter Stimme ihre Beschwerden. Sie fühlte sich niedergeschlagen und deprimiert und hatte zudem Magenprobleme.

Eine starke seelische Belastung lag hinter ihr, denn sie hatte ihre pflegebedürftige Mutter seit einem Jahr versorgt und sie mit in den Tod begleitet. Der Schweiß lief ihr über das Gesicht, und sie sagte zu Dr. Ananda: »Bitte helfen Sie mir. Letztes Mal hat Ihre Behandlung sehr lange angehalten.«

Der beruhigende Therapeut

Dr. Ananda saß ruhig da, wie immer, er machte sich Notizen und stand erst auf, als sie ausgesprochen hatte. Mit einer fast zärtlichen Geste nahm er ihre Hand, begann mit der Pulsdiagnose und der sogenannten achtfachen Untersuchung. Er lächelte sie an, beruhigte sie und sagte, seit dem letzten Mal habe sie zugenommen. Es sei wichtig, auf die Ernährung zu achten und sie jetzt im Sinn der Ayurveda-Therapie umzustellen. Außerdem solle sie unter Anleitung seines Assistenten Meditationsübungen und täglich Yoga machen, damit ihr Geist sich wieder sammeln könne und sie ruhiger und entspannter würde.

Eine individuell zusammengestellte Ernährung, bewußte Atmung, Massagen und Ölbehandlungen, Meditation und Yoga-Übungen sind die Stützpfeiler des Ayurveda.

Den Körper reinigen und schlank machen

Die Ernährung spielt bei Ayurveda eine sehr wichtige Rolle, denn die dem jeweiligen Konstitutionstyp angepaßte Nahrung reinigt den Körper von Schlackenstoffen. Deshalb kann man mit Ayurveda auch schlank und fit werden. Diese Tatsache hat mich dazu bewogen, dieses Buch zu schreiben. Ich möchte Ihnen hilfreiche Anleitungen zum Schlankwerden und Schlankbleiben geben. Das ist mit Ayurveda zu erreichen.

Mit Hilfe von Ayurveda lernen Sie, ausgeglichener und ruhiger zu werden. Sie versenken sich in Ihr eigenes Selbst und lernen sich neu kennen.

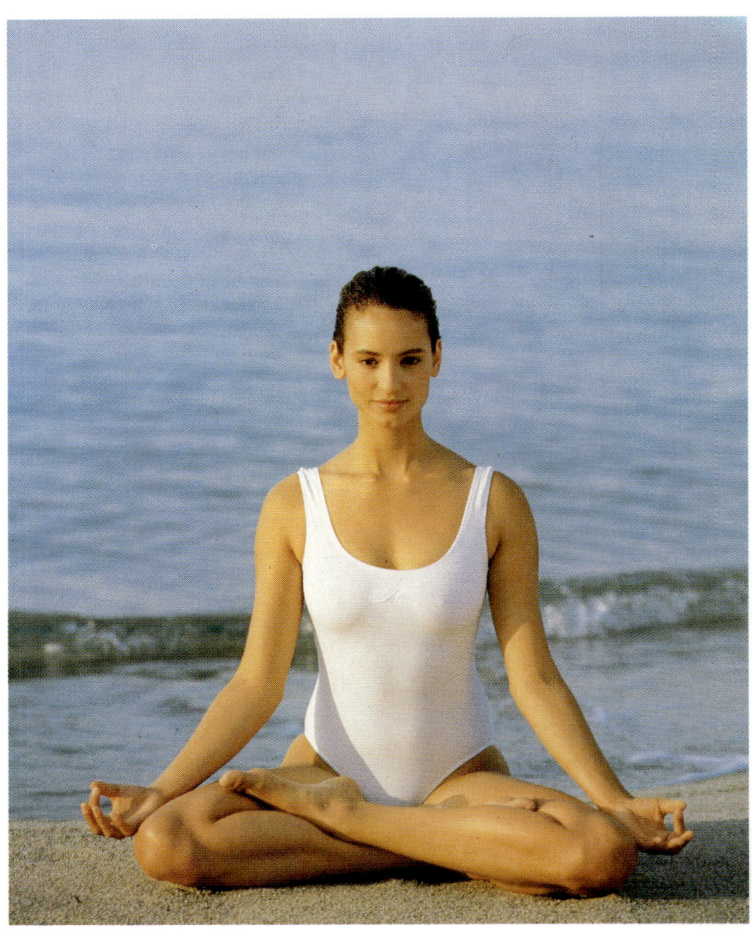

Die Diagnose

Im Rahmen einer Ayurveda-Therapie wird kaum Blutdruck gemessen, Blutwerte werden selten ermittelt, und besondere Geräte sind nicht notwendig.
Ayurveda ist eine sehr alte indische Medizin, eine Volksmedizin, die schon vor 5000 Jahren ohne Geräte auskommen mußte.

Die Diagnose wird bei Ayurveda durch das Yogaratnaka, die achtfache Untersuchung, ermittelt. Dabei beobachtet der Arzt acht Bereiche besonders genau.

Die achtfache Untersuchung

- Haut: Der Arzt berührt die Haut des Patienten. Ist sie fest oder weich, kühl oder heiß, gerötet oder blaß? Farbveränderungen, Schwellungen oder sonstige Erscheinungen geben über den Allgemeinzustand Auskunft.
- Augen: Welche Farbe haben die Augäpfel? Weiß, gelblich, bläulich? Glänzen die Augen, oder sind sie stumpf? Sind die Pupillen groß oder klein?
- Zunge: Ist die Zunge belegt? Welche Farbe hat der Belag? Welche Beschaffenheit hat die Zunge? Ist sie angeschwollen?
- Stimme: Ist die Stimme tief, hell, belegt? Schlägt sie über, oder ist sie schrill?
- Gesicht: Welchen Gesamteindruck macht der Patient? Ist er selbstbewußt, apathisch, positiv motiviert oder hypochondrisch?
- Puls: Ist der Pulsschlag langsam, schnell, unregelmäßig, schwach, dünn?
- Stuhl: Hat er eine feste Konsistenz? Ist er wäßrig, schleimig, blutig, hell, dunkel?
- Urin: Ist der Urin hell, dunkel verfärbt, getrübt oder klar?

Der Ayurveda-Arzt untersucht stets Haut, Augen, Zunge, Stimme, Gesicht, Puls, Stuhl und Urin.

Dieses Yogaratnaka ist die Basis der Untersuchung. Daneben ist natürlich das Zuhören des Arztes wichtig. Welche Beschwerden nennt der Patient, und welche Symptome zeigt er? Außerdem wird bei Ayurveda der Zusammenhang zwischen Körper und Seele beachtet. Meist geht dem körperlichen Leiden eine längere seelische Belastung voraus, die der Patient nicht erkennen oder auch nicht abstellen konnte.

Nachdem der Ayurveda-Arzt sich darüber im klaren ist, welchem Konstitutionstyp der Patient zuzuordnen ist und welche Störung er hat, beginnt die Therapie.

Die Behandlung

Krankheit ist nach der Ayurveda-Lehre eine Störung der körpereigenen Kräfte. Die Behandlung setzt auf eine Normalisierung.

Bei einer Ayurveda-Therapie beginnt die Behandlung für den Patienten mit dem sogenannten Pancha Karma – den fünf Handlungen. Darunter versteht man spezielle Reinigungstherapien, die aufeinander abgestimmt sind. Denn im Sinn von Ayurveda sind Krankheiten Störungen, die immer nach einem bestimmten System aufgebaut sind: Zuerst kommt es zu einer Ansammlung der Kräfte, die im Körper herrschen, der sogenannten Dosas. Es folgt die Anregung dieser Dosas, dann die Ausbreitung des gestörten Dosa, schließlich die Ablagerung der Dosas und der Ausbruch der Störung oder Erkrankung – und die Krankheitsfolgen.

Pancha Karma – die fünf Handlungen

Fünf Handlungen bilden die Basis des reinigenden Systems bei jeder ayurvedischen Behandlung. Zuerst werden die Dosas und die in den Zellen angesammelten Stoffwechselschlacken aktiviert. Dies wird durch natürliche ölige Präparate, die äußerlich und innerlich angewendet werden, erreicht. Diese Substanzen sind organisch und werden deshalb vollständig vom Körper und der Haut aufgenommen.

Fett löst Stoffwechselschlacken

Innerlich wird dem Patienten Ghee, Butterschmalz, verordnet. So wird das schädliche Cholesterin, das sich meist zusammen mit Kalk an den Gefäßwänden ablagert, aus dem Körper ausgeschieden. Äußerlich werden die ayurvedischen Massagen mit natürlichen Ölen durchgeführt. Natürliche Öle, auf tierischer oder pflanzlicher Basis, werden meist warm bis heiß auf die Haut aufgetragen und aktivieren den Stoffwechsel im Bindegewebe und in der Muskulatur. Es kommt dann zu einem vermehrten Stoffaustausch in den Geweben und zur Aktivierung der Lymphe. Dadurch wird der Abtransport von Stoffwechselschlacken beschleunigt. Als Gleitschiene zum Transport in die tieferen Hautschichten werden ausnahmslos pflanzliche Fette und Öle wie Sesamöl, Weizenkeimöl, Sandelholzöl benutzt.

Schwitzend heilen

Es folgt Svedana, der Schwitzkasten (siehe Seite 58), um den Körper zusätzlich zu entgiften. Die Patienten werden mit speziell auf sie abgestimmten Heilkräutern in einen geschlossenen Holzkasten gelegt, so daß nur noch der Kopf herausschaut. Dieser Holzkasten wird ständig erhitzt, und im Innern bildet sich Dampf, der die Wirkung der Kräuter erhöht.

Diese Schwitzkuren werden wiederum von Massagen (siehe Seite 55) begleitet. Die Patienten sehen von Tag zu Tag besser aus. Ihr Gang, ihre Haltung werden straffer und aufrechter, die Augen glänzen wieder, und die Schmerzen und Beschwerden klingen langsam ab.

Die ausleitende Entgiftung

Der zweite Teil der Therapie umfaßt das Ausleiten der Gifte und Schlackenstoffe aus dem Darm. Die Lehre Ayurveda geht davon aus, daß das Übel im Darm sitzt und deshalb von dort aus angegangen werden muß. Die Darmreinigung bei

Beginn jeder Behandlung ist die Reinigung des Körpers von Stoffwechselschlacken. Dazu sind Ölmassagen und Schwitzkuren notwendig.

Vata – der Kraft des Windes – wird mit einem öligen Einlauf durchgeführt, bei Pitta – der Kraft des Feuers – durch milde, pflanzliche Abführmittel, und bei Kapha – der Kraft des Ganzen – wird das Ausleiten durch Erbrechen empfohlen. Diese Methode ist natürlich für europäische Verhältnisse etwas derb und kann deshalb durch ölige Nasentropfen ersetzt werden.

Die Ayurveda-Apotheke

Eine Ayurveda-Klinik hat meist auch eine eigene Apotheke, wo in vielen Flaschen und Gefäßen abenteuerlich aussehende Pflanzen, Pasten und Öle aufbewahrt werden. Diese Heilpflanzen schmecken und riechen sehr ungewohnt. Aber Sie wissen ja selbst, je bitterer die Medizin, desto besser hilft sie. Jeder Patient bekommt in der Ayurveda-Apotheke seine individuellen Heilpflanzen gemischt; manchmal dauert es sogar zwei bis drei Tage, bis das Präparat fertig hergestellt ist. Sind bestimmte Heilpflanzen nicht vorrätig, müssen sie frisch geerntet und in der Apotheke in ein Heilmittel verwandelt werden.

In der Ayurveda-Apotheke spielen statt chemisch hergestellter Medikamente Pflanzen, Kräuter und Gewürze eine große Rolle: Lorbeer, Kardamom, Ingwer, Senfkörner, Nelken, Kreuzkümmel und Gelbwurz.

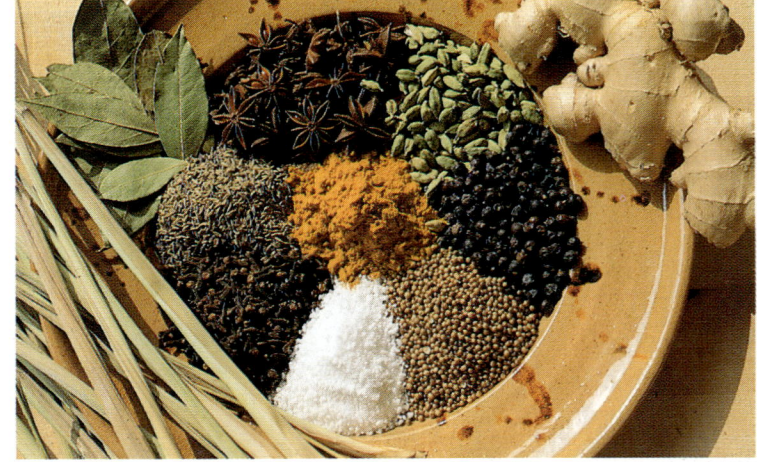

Ayurveda – der Schlüssel zu Ihrer Schönheit

Sie möchten abnehmen, aktiv, fit und attraktiv sein? Sie haben schon die Hollywood-Diät, die Zitronensaft-Diät, Heilfasten, Trennkost und vieles mehr ausprobiert? Sie hatten anfänglich Erfolg, und danach kam die Enttäuschung? Sie beneideten Ihre Freundin oder Kollegin, wenn sie mehr Erfolg hatte als Sie selbst. Sie zweifelten an sich und Ihrem Durchhaltevermögen, und schließlich gaben Sie die Hoffnung auf, Ihre Lieblingsjeans je wieder tragen zu können. Dabei ist es so einfach, schlank und fit zu sein. Sie müssen nur ein paar grundlegende Spielregeln beachten.

Ayurveda hilft allen, die gesund sind, aber dennoch aktiver, attraktiver, sportlicher und schlanker werden möchten.

Sechs Regeln, um schlank und fit zu werden

1. Regel: Lernen Sie Ihren Körper richtig kennen. Ihren eigenen Körper, wohlgemerkt und nicht den Körper von Frau XY.
2. Regel: Machen Sie sich mit dem Gedanken vertraut, daß Sie alles können, wenn Sie nur wollen.
3. Regel: Unternehmen Sie nur etwas, wenn Sie es selbst wirklich möchten – nicht wegen Ihres Ehemanns, Ihrer Eltern, Ihrer Freundin oder der Nachbarn.
4. Regel: Nehmen Sie sich nicht Claudia Schiffer, Linda Evangelista, Michael Jackson als Vorbild.
5. Regel: Nehmen Sie sich Zeit! Ihre störenden Kilos sind auch nicht in zwei Monaten gewachsen.
6. Regel: Kontrollieren Sie Ihre Ziele und Erfolge!

Mit Hilfe dieser Regeln können Sie Ihren Körper besser kennenlernen, und Sie werden staunen, was Sie Neues über sich selbst erfahren. Sie werden sehr schnell feststellen, der Schlüssel zu Ihrer Schönheit heißt Ayurveda, doch um ihn zu nutzen, müssen Sie sich ändern.

Da Ayurveda eine asiatische Volksmedizin ist, die noch heute neben der westlichen Schulmedizin angewandt wird, ist jedem Interessierten ein Aufenthalt auf Sri Lanka oder in Indien anzuraten.

Ayurveda auf Sri Lanka

Es war vormittags und schon beachtlich heiß, die Hitze war feuchtwarm. Die Palmen wiegten sich leise im Wind, da vom Meer eine leichte Brise herüberwehte. Das satte Grün der Pflanzen war eine reine Augenweide, der Park der Ayurveda-Klinik war sehr groß.

Die Klinik bestand aus einem langgestreckten Haupthaus mit drei Nebengebäuden. Auf einer offenen Veranda saßen Patienten in Korbstühlen und warteten auf den Arzt. Manche hatten bereits Akupunkturnadeln im Körper und warteten auf das Ende der Behandlung.
Wegen der Hitze trugen die meisten europäischen Patienten nur um den Körper geschlungene Badetücher oder Safarikleidung und die Einheimischen Saris oder Sarongs. Freundlich lächelnde, flinke Assistenten und Schwestern in weißen Kitteln und Hosen glitten leise und behende vorbei.

Ich stellte mich vor und sagte, ich hätte einen Termin mit Dr. Ananda. »Ja, ja«, lächelten sie, »der Doktor kommt gleich, er trinkt nur noch seinen Tee.« So setzte ich mich zu den Patienten und genoß die Stille.
Ich erzählte den Patienten, die mich neugierig musterten, daß ich aus Deutschland käme, um hier auf Sri Lanka Dr. Ananda zu assistieren und um viel über Ayurveda zu lernen. Sie waren alle begeistert von Dr. Ananda, den sie schon seit Jahren konsultierten, und lobten seine Fähigkeiten. Die Patienten kamen aus Europa, aus Deutschland, Österreich, der Schweiz, Belgien, Holland und vor allem aus England. Einige von ihnen hatte es beruflich oder aus Abenteuerlust nach Sri Lanka verschlagen, sie lebten in der näheren Umgebung.

Die Zeit verging – und Zeit hatte in den nächsten Wochen keine Bedeutung mehr für mich. Der Doktor hatte seinen Tee beendet und kam lächelnd auf mich zu, er gab mir die Hand mit einem festen und sympathischen Händedruck, schaute mir freundlich, aber durchdringend mit seinen schwarzen Knopf-

Ayurveda auf Sri Lanka

augen in die Augen und sagte mit stark singhalesischem Akzent: »Sie sind also die Heilpraktikerin aus Deutschland, Sie schwitzen ja gar nicht.« »Nein«, entgegnete ich, »ich habe vorsichtshalber Tee mit Ingwer getrunken, wie es die Einheimischen tun.«

Er sah mich prüfend an und meinte schließlich, ob ich nicht etwas zu jung für diesen Beruf sei. Nachdem aber abgeklärt war, daß er nur ein Jahr älter war und ich meine Zulassung als Heilpraktikerin schon seit elf Jahren hatte und eine eigene Praxis leitete, war er beruhigt.

Später gestand er mir, daß er noch nie eine europäische Frau ausgebildet hatte. Außerdem hielt er bis dahin von Heilpraktikern nicht soviel, weil er auf der Universität von Colombo eine sehr gute Ausbildung absolviert und bei dem berühmten Professor Dr. Sir Anton Jaysuriya gelernt hatte. Seine Einstellung sollte sich ändern.

So war ich also gespannt auf meinen ersten Tag in der Klinik und wurde erst einmal herumgeführt. Die Klinik glich einem Labyrinth: viele kleine, verzweigte Räume, Behandlungsliegen und Massageliegen mit Vorhängen abgetrennt. Alles war relativ dunkel gehalten, die Räume waren angenehm kühl und sehr ruhig.

Die Patienten kamen der Reihe nach in das Ordinationszimmer und schilderten ihre Beschwerden. Dr. Ananda saß ihnen ruhig am Schreibtisch gegenüber, nippte zwischendurch an seinem Ingwertee und machte sich Notizen. Er hörte sich alles geduldig an, stellte ab und zu eine Frage.

Mich setzte er als Dolmetscherin ein, da er nicht Deutsch sprach. So konnte ich ihm die Symptome der Patienten ausführlicher, als es die englische Konversation mit den Patienten zuließ, schildern. Später erklärte ich den Patienten auch den weiteren Behandlungsverlauf und die Einnahme der verordneten Pflanzen.

Die innere Ruhe und Gelassenheit, die so viele Asiaten ausstrahlen, sind auch für die Ayurveda-Therapeuten typisch. Sie hören ihren Patienten lange und geduldig zu.

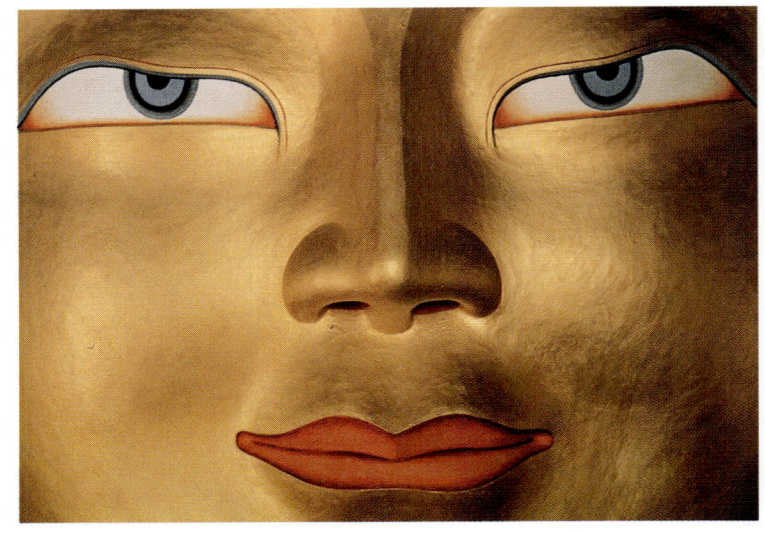

Buddha gilt in Asien als der Lehrer; doch er kann nur den Weg weisen. Gehen muß ihn jeder selbst.

Was Sie mit Ayurveda bewirken können

Sie haben sicher mit Erstaunen vernommen, wie lange Ayurveda schon angewendet wird und welch plötzliche Popularität Ayurveda in Europa und Amerika bekommen hat. Und jetzt fragen Sie sich, was Sie konkret tun können, um schlank und fit zu werden oder es zu bleiben.

Der Traum: Schlank sein
Schlankheit ist jedoch ein relativer Begriff, der sehr stark von Modeströmungen abhängig ist. Die Models, die uns in den Hochglanzmagazinen – wunderbar gestylt und ins Licht gesetzt – optisch vorgeführt werden, sind nicht alle von Natur aus so schlank und ebenmäßig, wie sie scheinen. Sie leben zum Teil sehr diszipliniert, das heißt, sie ernähren sich vorwiegend vegetarisch oder nur von Obst und Mineralwasser, sie gehen sehr früh schlafen und treiben regelmäßig Sport: Jogging, Jazzdance, Ballett, oder sie besuchen Fitneßstudios. Sie sind auf dem Höhepunkt ihrer Karriere erst 20 bis 23

Jahre alt! Dies sollten Sie bedenken, denn in der Werbung und im Showbusineß ist Jugend gefragt.

Da Models und viele Schauspielerinnen mit ihrem Kapital Schönheit Geld verdienen, interessieren sie sich für alle Hilfsmittel, die sie schlanker, jünger und attraktiver erscheinen lassen. Sie sind immer auf dem laufenden und der Naturheilkunde gegenüber sehr aufgeschlossen, und sie bedienen sich auch der Ayurveda-Medizin.

Schlank und attraktiv

Wenn Sie schlanker, fitter und attraktiver sein möchten, dann machen Sie sich die Geheimnisse von Ayurveda zunutze:

- Lernen Sie die Philosophie von Ayurveda kennen.
- Nehmen Sie einen Einblick in die feinstofflichen Kräfte Ihres Körpers.
- Machen Sie sich ein Bild von den bioenergetischen Feldern in Ihrem Körper.
- Danach bestimmen Sie Ihren Konstitutionstyp.
- Und dann setzen Sie das Erfahrene in die Praxis um.

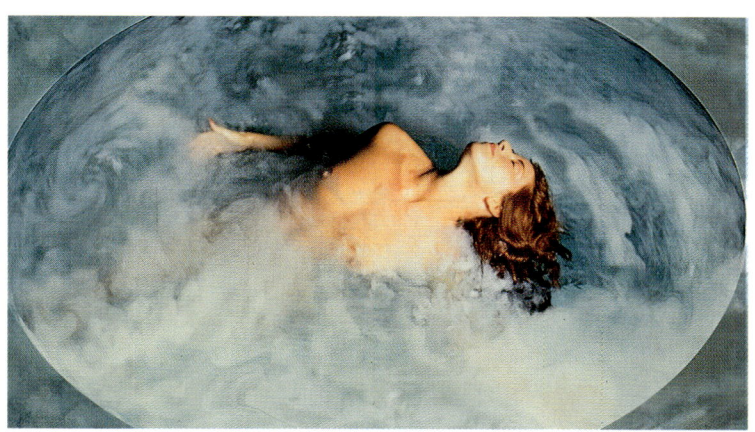

Wer seinen eigenen Körper genießen will und stolz auf seine Schönheit sein möchte, muß sich pflegen. Ayurveda hilft Ihnen dabei.

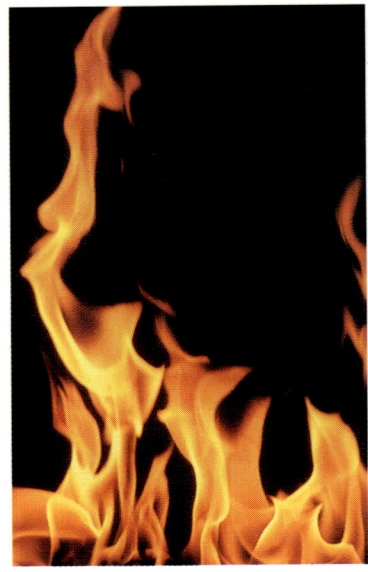

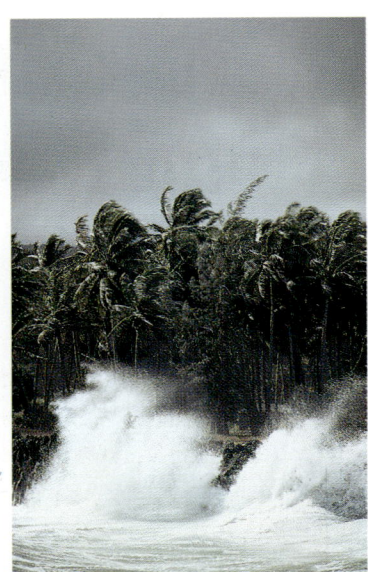

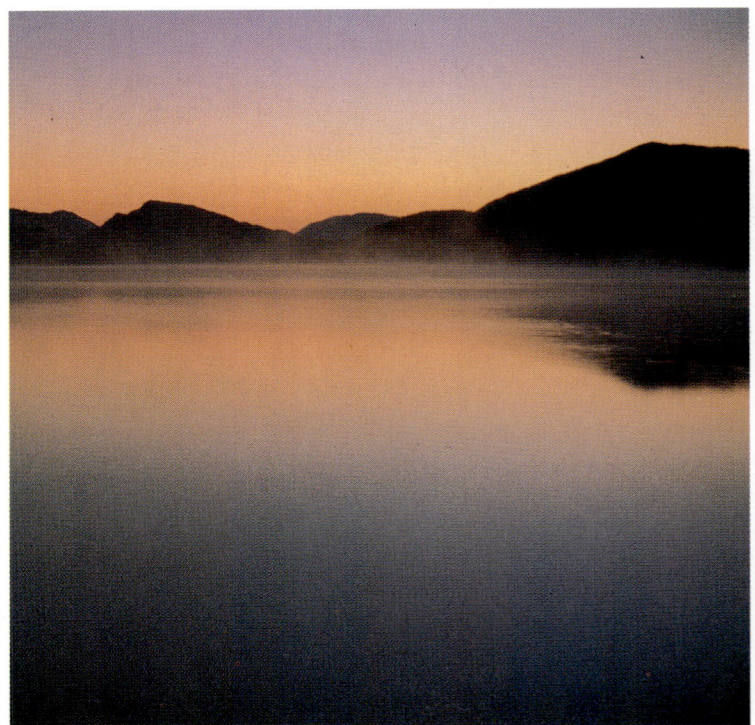

Die fünf Grundelemente Erde, Wasser, Feuer, Luft und Äther bestimmen noch heute unser Leben wie vor Tausenden von Jahren.

Ayurveda – eine alte Heilmethode neu entdeckt

Ayur heißt Leben, Veda bedeutet Wissen. Demnach kann Ayurveda als »das Wissen vom Leben« verstanden werden. Ayurveda ist das Verständnis von den natürlichen Abläufen in unserem Körper. Der Aufbau von Harmonie und die Vermeidung von Disharmonie erhalten unsere Gesundheit, denn Harmonie im Körper bedeutet Gesundheit, Disharmonie bedeutet Krankheit.

Es ist eine natürliche Heilkunde, die die Energien der Natur auf positive Weise zu nutzen weiß. Zugleich ist Ayurveda eine Philosophie, die Pflanzen, Mineralien und tierische Substanzen als Heilmittel einsetzt und hilft, das gestörte Energieverhältnis wieder ins Gleichgewicht zu bringen.

Ein neues Lebensgefühl kennenlernen

Ayurveda befaßt sich aber auch mit dem Erkennen der richtigen Lebensweise, die durch Problemlösung zur Heilung beiträgt. Sie sehen also, daß Ayurveda ein ganzheitliches System darstellt. Hier werden Körper und Seele als eine Einheit angesehen.

Ayurvedisches Denken ist uns Europäern möglicherweise zuerst etwas fremd. Die Lehre geht davon aus, daß das Universum als Makrokosmos und alle Lebewesen als Mikrokosmos miteinander verbunden sind. Das eine braucht das andere

Ayurveda ist die Lehre von einem gesunden und harmonischen Lebensstil. Sie hilft Krankheiten zu vermeiden und fördert das Wohlbefinden.

und umgekehrt; es handelt sich hier um eine Wechselwirkung. Der Mensch steht im direkten Austausch mit der Natur – leider ist diese Tatsache heutzutage fast vergessen und verdrängt. Hören wir überhaupt noch auf unseren Körper? Fühlen wir noch wirklich, was uns bewegt? Ist es nicht einfacher und schneller, Probleme und Disharmonien zu verdrängen oder mit Tabletten zu unterdrücken? Erlauben wir uns überhaupt noch, krank oder einmal schwach zu sein? Gerade in einer Zeit, in der wir alle viel Leistung erbringen müssen, ist es von entscheidender Bedeutung, wieder mehr in uns hineinzuhören, zu wissen, was uns fehlt, und wie wir mit natürlichen Mitteln wieder ins Gleichgewicht kommen.

Fünf Kräfte um uns – die fünf Grundelemente

Nach unserem westlichen Denken basiert die Natur auf zwei Ebenen: der Energie – z. B. Farben, physikalische Gesetze – und der Materie – z. B. Erde, Wasser. Auch Ayurveda geht von zwei Ebenen aus, sie entsprechen der sinnlichen Wahrnehmung: Drei Dosas stellen die energetische Ebene dar, und fünf Elemente – Erde, Wasser, Feuer, Luft und Äther – entsprechen der materiellen Ebene.

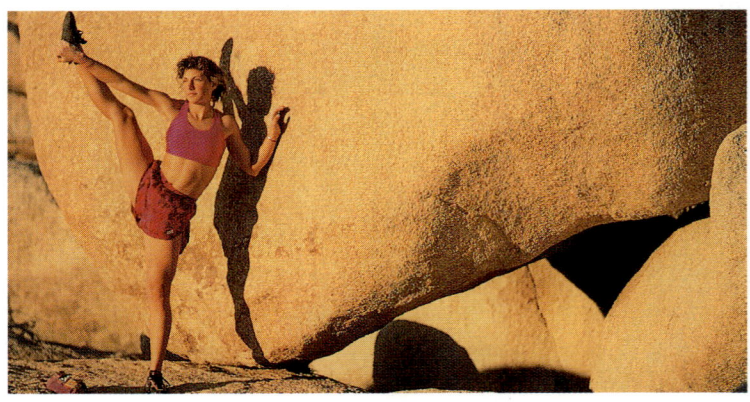

Leben in natürlicher Umgebung, aktiv sein und sich in der Natur fithalten – das ist die Voraussetzung für ein gesundes Leben.

Diese fünf Elemente sind Bausteine sowohl der Außenwelt als auch der Innenwelt, der physischen wie der psychischen Wirklichkeit. Sie sind sowohl ein Bestandteil des abendländischen Denkens wie auch anderer Kulturen und anderer Naturheilverfahren, und sie sind natürlich Teil des ayurvedischen Denkens.

Das Außen prägt das Innen

Unter den fünf Elementen verstehen die Anhänger von Ayurveda die Gesamtwirkung der Umwelt auf den Organismus; das heißt, sämtliche Veränderungen in unserer Umgebung wirken sich auf unser Wohlbefinden und auf unsere Handlungen aus.

Die fünf Grundelemente wirken immer nur zusammen, lediglich die Dominanz, also die Gewichtung der Elemente untereinander, ist unterschiedlich. Das Zusammenspiel der fünf Elemente ist für die Besonderheiten jedes individuellen Körpers verantwortlich – und damit auch für dessen Stärken und Schwächen.

Die fünf Elemente Erde, Wasser, Feuer, Luft und Äther wirken auf jeden Menschen ein und können den Körper schwächen oder stärken.

Die Elemente beeinflussen die Organe

Um für sich selbst das richtige Rezept bei einer Krankheit zu finden, sind die fünf Elemente Erde, Wasser, Feuer, Luft und Äther von großer Bedeutung, da diese Grundelemente die Besonderheiten jedes Körpers bestimmen und festlegen, ob er für bestimmte Krankheiten anfälliger ist als andere.

Jedes dieser fünf Elemente um uns hat Verbindungen zu einzelnen Organen und zu bestimmten Jahreszeiten, Geschmacksrichtungen, Gefühlsregungen und Sinnesorganen. Um die Lebensenergie – und somit die Gesundheit – aufrechtzuerhalten, ist es sehr wichtig, daß die fünf Elemente im Gleichgewicht zueinander stehen.

Die fünf Elemente und ihre Organe		
ELEMENT	SYMBOLISIERT	ORGANZUORDNUNG
Äther	Fehlenden Widerstand	Ohr (Gehör) und Zunge (Sprache)
Luft	Ausdehnung, Bewegung	Haut, Tastsinn, Anus
Feuer	Hitze	Augen (Sehen), Geschlechtsorgane
Wasser	Flüssigkeit	Zunge und Gaumen (Geschmackssinn), Füße
Erde	Form, Festigkeit, Rauhheit	Nase (Geruchssinn), Hände

Die Lehre des Ayurveda besagt, daß immer zwei natürliche Elemente den Konstitutionstyp bestimmen. Der individuelle Charakter wird demnach von der Umwelt geprägt.

Fünf Elemente formen drei Dosas

Aus den fünf Elementen, den materiellen Grundbausteinen der Natur, ergeben sich – jeweils paarweise verbunden – die drei Dosas; die sieben Chakren und die Geschmacksrichtungen leiten sich übrigens von ihnen ab. Die beiden Elemente Äther und Luft formen Vata, Feuer und Wasser ergeben Pitta, Wasser und Erde werden zu Kapha.

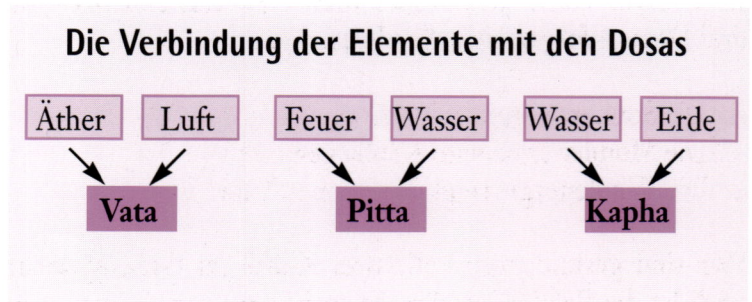

Die Verbindung der Elemente mit den Dosas

Drei Kräfte in uns – die drei Dosas

Sie haben nun einen Einblick in die Lehre von den fünf Elementen erhalten und können die Zusammenhänge nachvollziehen. Nun bekommen Sie einen Überblick über drei Kräfte, die in der Ayurveda-Lehre von großer Bedeutung sind.

Das Gleichgewicht in unserem Körper ist von drei Dosas – Vata, Pitta und Kapha – abhängig. Sie steuern alle Abläufe im Körper, alle körperlichen sowie alle seelischen. Wie die bereits genannten fünf Elemente spielen in der Ayurveda-Philosophie auch die natürlichen Elemente eine grundlegende Rolle.

Sonne, Mond und Wind

Die drei natürlichen Elemente heißen Sonne, Mond und Wind. Jedes von ihnen hat ganz spezifische Eigenschaften:

- Die Sonne spendet Wärme und Energie und ist wichtig für alle biochemischen Prozesse im Körper. Ohne die Sonne gibt es kein Leben.
- Der Mond hat eine wichtige Bedeutung für Ebbe und Flut und beeinflußt viele Abläufe in unserem Leben. Er gibt Beständigkeit und steht in Zusammenhang mit dem Element Wasser.
- Der Wind ist Bewegung und Kraft. Er steuert das Leben.

In der Ayurveda-Lehre werden diese drei Kräfte in uns – die drei Dosas – folgendermaßen bezeichnet:

- Die Sonnenenergie heißt Pitta.
- Die Mondenergie wird Kapha genannt.
- Die Windenergie trägt den Namen Vata.

Wir sind gesund, wenn alle drei Kräfte im Gleichgewicht sind. Ist die Balance gestört, so spricht man von einem ver-

Sonne, Mond und Wind sind die drei natürlichen Elemente, die unser Leben bestimmen. Ohne Sonne keine Wärme, ohne Mond keine regelmäßig wiederkehrenden Abläufe, ohne Wind keine Bewegung.

stärkten Pitta, einem gestörten Kapha oder einem aus dem Gleichgewicht geratenen Vata und den jeweiligen Störungen. Jede gestörte Funktion, ein Zuviel oder ein Zuwenig an Energie, führt zu ganz typischen Befindlichkeitsstörungen. Ayurveda setzt genau an diesem Punkt an – die Störung wird aufgespürt, und die drei Dosas werden wieder in ein gesundes Verhältnis zueinander gebracht.

Bitte haben Sie Verständnis dafür, daß in diesem Buch die Ayurveda-Lehre nur kurz skizziert wird. Das Thema ist so umfangreich, daß es mehrere Bücher füllt. Sollten Sie sich eingehender dafür interessieren, legen Sie sich ein Fachbuch zu. Sie haben das Thema »Schlank und fit durch Ayurveda« gewählt, und so ist es unerläßlich, das Thema zu begrenzen.

Die Energie des Windes – Vata

Vata ist das Element des Windes und sorgt für Bewegung; es aktiviert die Energie des Pitta und die Kraft des Kapha.

Vata, das Element des Windes, steht in Zusammenhang mit den Urelementen Luft und Äther. Es sorgt für alle Bewegungsabläufe und Empfindungen. Durch die beiden dominierenden Elemente Luft und Äther hat Vata die Eigenschaft, alle Dinge in Bewegung zu bringen. Es ist das wichtigste Element, da die beiden anderen Dosas durch Vata aktiviert werden.

Der Vata-Typ zeichnet sich durch einen schlanken bis dünnen Körperbau aus. Seine Kraft, Begeisterungsfähigkeit und sein Schlafbedürfnis sind sehr gering ausgeprägt. Die Haare sind dünn und glanzlos, die Haut trocken und rauh. Der Vata-Typ ist von Unschlüssigkeit und wechselnden Meinungen geprägt. Er ißt gern viel, unregelmäßig und hastig süße, saure und scharfe Speisen. Er neigt zu niedrigem Blutdruck, und er friert ständig.
Der Vata-Typ ist ferner von Konzentrationsstörungen geprägt. Seine Genußfreudigkeit ist eingeschränkt.

Der Vata-Typ wird mit dem Sanguiniker nach Galen oder mit dem Astheniker nach der Typenlehre von Kretschmer verglichen.

Das gestörte Vata

Bei einem gestörten Vata, entweder einem Zuviel oder Zuwenig, können nach den ayurvedischen Schriften 80 verschiedene Krankheitsbilder auftreten, z. B. Nervenschmerzen, Ischialgien, Trigeminusneuralgien, Muskelschmerzen, Wadenkrämpfe, Tetanien, Vitamin-B-Mangelerscheinungen.

Die ayurvedische Therapie richtet sich nach der Störung, und der Ayurveda-Therapeut wendet für eine genaue Diagnose das sogenannte Yogaratnaka – die achtfache Untersuchung (siehe Seite 9) – an.

Gleichgültig, welche Symptome der Patient beschreibt, der Arzt beginnt stets mit der achtfachen Untersuchung, um die Ursache einer Krankheit zu ergründen.

Vata, Pitta und Kapha

Hier sehen Sie nun eine Übersicht über die drei Dosas im Körper und ihre Beziehung zu den Elementen:

- Vata, das Element des Windes, wird mit den Elementen Luft und Äther verglichen. Es sorgt für Beweglichkeit, Abläufe und Empfindungen.
- Pitta, das Sonnenelement, hat eine Beziehung zum Element Feuer. Es ist verantwortlich für Macht und Durchsetzungsfähigkeit.
- Kapha, das Mondelement, steht in Zusammenhang

mit den Elementen Erde und Wasser. Es sorgt für Festigkeit, Stabilität und Geschmeidigkeit.

Erinnern Sie sich an die fünf Elemente aus der chinesischen Lehre? Vieles wird Ihnen bekannt vorkommen, da vieles ähnlich klingt. Sie haben recht, es steht in Zusammenhang mit der Ayurveda-Lehre. Sie dürfen gespannt sein, was Sie persönlich in Zukunft bewirken können, wenn Sie diese Elementenlehre in Ihrem Leben berücksichtigen.

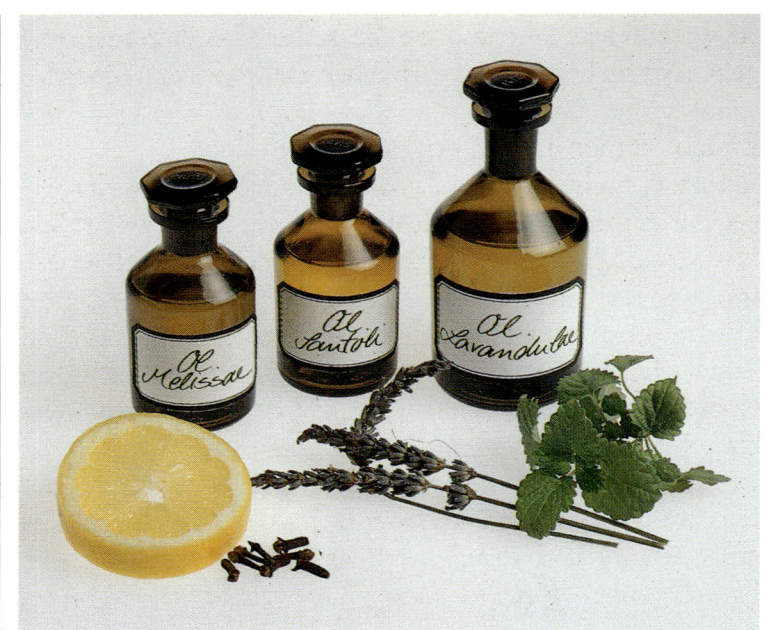

Der Behandlungsbeginn ist immer die Reinigung des Körpers von Stoffwechselschlacken und möglichen Krankheitserregern. Dabei helfen Öl als Einlauf und ein Ölbad mit Kräutern.

Behandlungsbeginn: Die Reinigung

Die Basis der ayurvedischen Behandlung ist zu Beginn das Reinigen von zuviel Dosas. Da Vata eine starke Beziehung zum Darm hat, wird als erstes ein öliger Einlauf empfohlen, um zu beruhigen.

Wenn Sie ein Vata-Typ sind, dann beginnen Sie also mit der Reinigung des Darms. Auch die Buddhisten sagen, die Wurzel allen Übels sitzt im Darm. Reinigen Sie Ihren Darm mit einem Rizinusöleinlauf.

Jetzt werden Sie sicherlich überlegen, wann Sie das machen sollen. Diese Methode funktioniert natürlich nicht während der Woche, wenn Sie berufstätig sind und von einem Termin zum anderen eilen. Nehmen Sie sich die Zeit, sich mit Ihrem Körper intensiv zu beschäftigen. Am besten eignet sich ein Freitagnachmittag oder -abend, an dem Sie sich nichts anderes vornehmen. Vereinbaren Sie keine Abendtermine, und gehen Sie nicht ans Telefon. Bleiben Sie ganz allein für sich.

Einlauf, Bäder und Massagen

Als erstes machen Sie den Einlauf, danach folgen ein Körperpeeling und ein heißes Bad mit Rosmarin. Zur zusätzlichen Entspannung eignet sich Meditationsmusik. Massieren Sie Ihren Körper anschließend mit warmem Orangenblütenöl. Das tut Ihnen gut und hat gleichzeitig einen therapeutischen Zweck: Durch das Öl werden sämtliche Giftstoffe aus dem Körper ausgeleitet. Ätherische Öle haben folgende Wirkungsweise: Sie können in die Haut eindringen und wirken an der Stelle, an der sie gebraucht werden – in den tieferen Hautschichten; sie ernähren dort die jungen Hautzellen. Dadurch kommt es zu einem beschleunigten Zellwachstum, die Lymphe wird angeregt, und Stoffwechselschlacken wer-

Eine schlanke Figur, zarte Gelenke und dünne Haare sind klassische Anzeichen eines Vata-Typs. Er leidet häufig an niedrigem Blutdruck und neigt zu Nervosität.

Sie sind ein Vata-Typ, wenn Sie

- Groß und schlank sind
- Einen zartgliedrigen Körperbau und zarte Gelenke haben
- Kleine Augen mit dunkler Iris besitzen
- Feine Lippen haben
- Zu trockener Haut neigen
- Leicht Fältchen bekommen
- Oft cremen müssen, weil Ihre Haut rauh und rissig ist
- Eine blasse, schlecht durchblutete Haut haben
- Dünne, schüttere Haare haben
- Zarte, grazile Hände besitzen
- An zu niedrigem Blutdruck leiden
- Leicht frieren und frösteln
- Zu Unruhe und Nervosität neigen
- Gern viel und schnell reden
- Wenig Schlaf brauchen und zu Schlaflosigkeit neigen
- Verstopfung und Wadenkrämpfe haben
- Zu Depressionen und Angst neigen
- Gern reisen.

Ruhe und Entspannung helfen erkrankten Vata-Typen meist als erste Maßnahme. Wärme, Sonnenbäder, Saunabesuche und Ölpackungen runden die Behandlung ab.

den schneller und verstärkt abtransportiert. Gleichzeitig tun Sie etwas gegen die trockene Körperhaut, der besonders nach einem Bad unbedingt wieder Fett und Feuchtigkeit von außen zugeführt werden müssen. Indem Sie reine ätherische Öle auf die Haut auftragen, tun Sie gleichzeitig noch etwas für den Säureschutzmantel Ihrer Haut.

Behandlung des gestörten Vata

Nachdem die Hauptmerkmale von Vata »kühl« und »trocken« lauten, wird die ayurvedische Behandlung folgendermaßen durchgeführt:

- Hitze
- Ölpackungen mit durchblutungsfördernden und erwärmenden Ölen (siehe Seite 55)
- Sonnenbestrahlung, Farbbestrahlung
- Sauna und Dampfbäder
- Ölmassagen (siehe Seite 57)
- Inhalationen
- Ayurvedische Massagen (siehe Seite 55)
- Warme Körperwickel
- Entsprechende Heilpflanzen
- Nahrungsmittel süß, sauer und salzig
- Ruhe und Entspannung
- Yoga und Meditation (siehe Seite 81, 84).

Die Hitze des Feuers – Pitta

Die Energie des Elements Pitta lenkt alle biochemischen Prozesse im Körper. Die Enzyme und die Hormonfunktionen hängen von dieser Energie ab. Die entstehende Kraft sorgt für eine Umwandlung der Nahrung in Energie, um alle Stoffwechselprozesse im Körper aufrechtzuerhalten.

Das Element Pitta wird mit dem Feuer verglichen, das in unserem Inneren brennt, um alle Energien zu aktivieren. Dieses Feuer in uns sorgt auch für unsere äußere Ausstrahlung. Die Charakteristik von Pitta bezeugt hohe Intelligenz, gutes Gedächtnis, ausgeprägte Vernunft, analytischen und logischen Verstand. Aber auch zornig und eifersüchtig, nachtragend, intolerant kann der Pitta-Charakter sein, gleichzeitig ist er offen für Neues, verantwortungsvoll und unternehmungslustig.

Verglichen werden kann der Pitta-Typ mit dem Choleriker nach Galen und dem Athletiker nach der Typenlehre von Kretschmer.

Mittelkräftig, aber genießerisch

Der Pitta-Typ zeichnet sich durch keinen sehr festen, sondern einen mittelkräftigen, athletischen Körperbau mit weichem Bindegewebe und lockeren Gelenken aus. Er hat keine körperliche Ausdauer und ist somit nicht zu körperlichen Höchstleistungen fähig. Seine Haut ist gut durchblutet, und er hat daher immer warme Hände und Füße.

Eine ausgeprägte Bildung von Pigmentflecken und Muttermalen ist beim Pitta-Typ auffallend. Das Haar wächst langsam, er neigt zu Haarausfall.

Der Pitta-Typ ißt gern und viel, läßt sich aber Zeit beim Essen und nimmt seine Mahlzeiten für gewöhnlich zu festen Zeiten ein. Er ist ein ausgesprochener Genußmensch und bevorzugt kühlende Speisen mit den Geschmacksrichtungen bitter, zusammenziehend und süß. Er verwertet die Speisen sehr gut, neigt aber zu Durchfall. Er leidet unter einer übermäßigen Schweißbildung. Seine Sexualität ist mittelmäßig ausgeprägt.

Das gestörte Pitta

Ein schlechtes und krankes Aussehen, rote Hautverfärbungen zeigen eine Störung des Dosa Pitta an. Die Haut neigt zu Rötungen und Fleckenbildung und sonstigen Irritationen.

Pitta steht für Energie. Dieses Element sorgt für die Verwertung der aufgenommenen Nahrung und alle notwendigen Stoffwechselprozesse im Körper.

Ein athletischer Körper mit der Tendenz, leicht zuzunehmen, kennzeichnet den Pitta-Typ. Er neigt zu Zellulitis, Haarausfall und Durchfall.

Es kommt zu Hitzewallungen und erhöhter Temperatur. Angst, Ärger und Niedergeschlagenheit sind die Folgen. Entzündungen, Eiterungen und Fäulnisbildung, Störungen im Magen- und Darmbereich wie Sodbrennen, Gastritis und eine Neigung zu Magengeschwüren sind möglich. Infektionen, Blutungen und eine gestörte Leberfunktion sind ebenfalls Hinweise für ein gestörtes Pitta.

Auch hier sei wieder das Yogaratnaka erwähnt – die achtfache Untersuchung durch einen Ayurveda-Arzt, um die Diagnose zu stellen.

Sie sind ein Pitta-Typ, wenn Sie

- Athletisch und mittelkräftig gebaut sind
- Leicht zunehmen
- Lockere und dehnbare Gelenke besitzen
- Helle Wimpern und Augenbrauen haben
- Rote und geschwungene Lippen haben
- Zu Zellulitis neigen
- Gut durchblutete Hände und Füße haben
- Warme und wohlgeformte Hände haben
- Eine leicht rötliche Hautfarbe besitzen
- Zahlreiche Pigmentflecken, Muttermale und Hautirritationen haben
- Langsam wachsende, dünne und weiche Haare besitzen
- Zu Haarausfall neigen
- Gern gut und viel essen
- Speisen mit süßem, bitterem oder zusammenziehendem Geschmack bevorzugen
- Zu Durchfall und Magenbeschwerden neigen
- Übermäßig schwitzen
- Sich schnell ärgern und zornig werden
- Prägnant und ausdrucksstark sprechen
- Sich häufig Infektionen und Entzündungen zuziehen
- Leicht Sehstörungen bekommen
- Zu Schlaflosigkeit neigen
- Sportlich und engagiert sind
- Herausforderungen lieben.

Behandlung des gestörten Pitta

Als Basis der Behandlung wird die obligatorische Reinigungstherapie (siehe Seite 26) empfohlen, die in diesem Fall im Dünndarm ansetzt und deshalb mit milden, pflanzlichen Abführmitteln durchgeführt werden sollte.

- Diät (siehe »Die bewußte Ernährung«, Seite 71)
- Heilpflanzen mit den Geschmackskomponenten bitter, süß, herb, zusammenziehend
- Kühlende Umgebung
- Ruhe
- Akupressur und Akupunktur
- Farbbestrahlung (siehe »Die Chakren – bioenergetische Felder im Körper«, Seite 38).

Die Kraft des Ganzen – Kapha

Das Erdelement Kapha verkörpert Stabilität, Festigkeit und Geschmeidigkeit. Wie das Element Erde steht es für Beständigkeit, Kraft und Ausdauer. Es wirkt formend und strukturierend. Die Energie von Kapha wirkt in unserem Körper skelettaufbauend, sie regelt unsere physische und psychische Kraft. Kapha sorgt für einen schnellen Heilungsprozeß und Widerstand gegenüber Krankheitserregern. Man könnte sagen, Kapha trägt zur Stärkung unseres Immunsystems bei. Kapha-Typen besitzen eine sehr ausgeprägte Intelligenz, sie brauchen aber etwas Zeit, um die Dinge zu verarbeiten. Sie sprechen langsam und mit einer klaren Sprache. Ihr Schlafbedürfnis ist gering. Der Kapha-Typ ist durch einen ruhigen, besonnenen und ausgeglichenen Charakter geprägt. Er zeigt gewisse Parallelen zum Phlegmatiker nach Galen und zum Pykniker bei Kretschmer. Ausdauer, Kraft und körperliches Durchhaltevermögen, kombiniert mit einem starken Knochen- und Muskelbau, zeichnen den Kapha-Typ aus. Seine Haut ist weich, ölig bis

Kapha symbolisiert als Erdelement Stabilität und Kraft. Im Kampf gegen Krankheitserreger stärkt es das körpereigene Immunsystem.

31

zu einer krankhaften Talgabsonderung und kühl. Die Haare sind von kräftiger, lebendiger Farbe, fettig, dicht.

Der Kapha-Typ ißt langsam mit Genuß, verdaut sehr gut und braucht im Vergleich zu seiner Körpergröße wenig Nahrung. Zu seinem Leidwesen neigt er leicht zu Übergewicht. Sein Lustempfinden ist gesteigert und verbunden mit einer starken sexuellen Betätigung.

Sie sind ein Kapha-Typ, wenn Sie

- Einen kräftigen Körperbau und eine breite Statur aufweisen
- Große Augen und große volle Lippen haben
- Eine kräftige Muskulatur, einen kräftigen Knochenbau und kräftige Gelenke besitzen
- Ausdauer und körperliche Kraft haben
- Sich eher ruhig und langsam bewegen
- Ein kräftiges Bindegewebe und eine kühle Haut haben
- Eine nicht sehr empfindliche Haut besitzen und zu krankhafter Talgabsonderung neigen
- Dichte Haare mit kräftiger Farbe haben, die leicht fetten
- Große und kräftige Hände haben
- Gern, langsam und mit viel Genuß essen
- Wenig Nahrung brauchen
- Eine geregelte Verdauung haben
- Sexualität genießen und ausleben können
- Sehr intelligent sind, aber alles noch einmal überdenken müssen
- Sich verbal langsam und klar ausdrücken
- Ausgeglichen und harmonisch sind.

Ein kräftiger Körper deutet auf einen Kapha-Typ. Starke Knochen, Gelenke und eine kräftige Muskulatur sind ebenso wie dichte Haare und große Hände seine Kennzeichen.

Das gestörte Kapha

Ist das Kapha gestört, dann sind folgende Merkmale typisch: eine blasse, kühle, rauhe Haut, Gefühllosigkeit in bestimmten Hautbezirken sowie Hautjucken. Hinzu kommen eine Neigung zu Verstopfung oder eine gestörte Verdauung,

Impotenz, Mattigkeit und Abgeschlagenheit. Neid, Eifersucht, Habgier und Rache runden die Symptome beim gestörten Kapha ab.

Auch hier ist wieder Yogaratnaka – die achtfache Untersuchung durch einen ausgebildeten Ayurveda-Therapeuten – zu empfehlen.

Behandlung des gestörten Kapha

Begonnen wird wie immer mit der gründlichen Reinigung des Körpers. Da bei Kapha-Typen die Wurzel der Disharmonie im Magenbereich liegt, setzt die Behandlung hier an. Um eine Reinigung zu bewirken, wird in den alten Ayurveda-Schriften Erbrechen empfohlen. Da dies aber eine sehr unangenehme Behandlungsform ist, kann als Alternative gefastet werden.

Ein Fastentag beziehungsweise ein Reistag genügt, um eine Reinigung zu erzielen. Die zweite Alternative wären ölige Nasentropfen.

- Der Kapha-Typ ist gekennzeichnet durch eine kühle Haut; also wird bei einer Störung Schwitzen in Form von Dampfbädern oder Sauna empfohlen.
- Viel Bewegung ist wichtig.
- Die Nahrungsmittel sollten auf die Geschmacksrichtungen salzig, sauer, süß abgestimmt werden.
- Heilpflanzen mit den Geschmacksrichtungen scharf, bitter und herb helfen ebenfalls.

Entdecken Sie Ihren individuellen Typ

Sie haben jetzt eine genaue Vorstellung von den fünf Grundelementen, den drei Dosas und deren Auswirkungen auf

Menschen mit einem ausgeprägten Kapha neigen bei Störungen zu Verstopfung und Magenbeschwerden. Daher ist als erste Maßnahme Erbrechen oder Fasten angebracht.

Ihren Körper. Vielleicht haben Sie sich auch schon bei dem einen oder anderen Dosa erkannt. Oder Sie sind jetzt ein wenig verwirrt, weil Sie sich selbst nur schlecht zuordnen können. Trösten Sie sich, denn nichts ist schwieriger, als sich selbst zu beurteilen.

Sich selbst erkennen

Da Ayurveda auf den drei Dosas als den bestimmenden Eigenschaften eines Menschen basiert, können Sie mit Hilfe des folgenden Fragebogens Ihren persönlichen Typ finden. Wenn Sie den Test beantworten, so werden Sie sehr schnell herausfinden, welches der drei Dosas Ihnen am ehesten entspricht. Doch bedenken Sie: Der Test könnte, was sehr wahrscheinlich ist, eine Mischung von zwei Dosas ergeben. Das ist keineswegs ungewöhnlich. Nehmen Sie in diesem Fall als Maßstab das Dosa, das überwiegt.

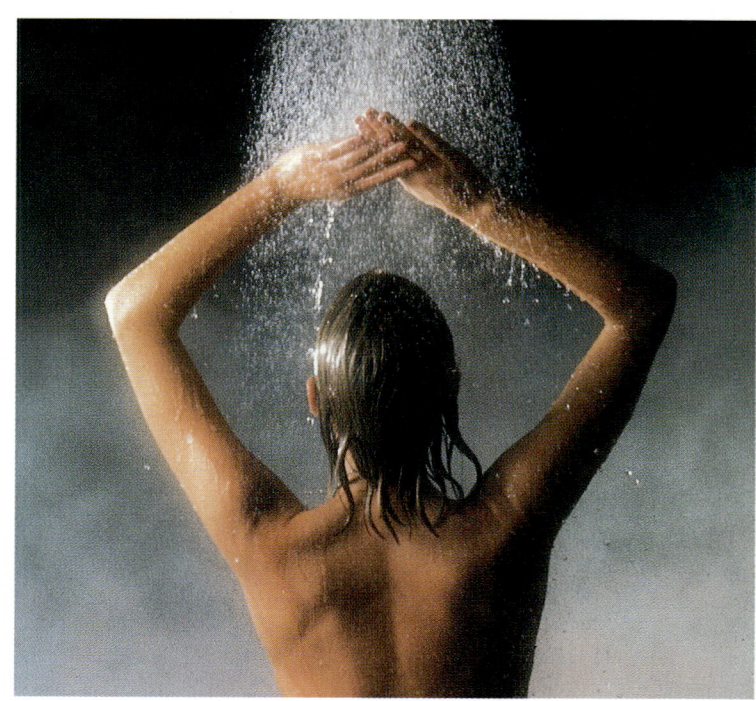

Sich selbst erkennen ist oft gar nicht so einfach. Doch Ayurveda und der Fragebogen (siehe Seite 36) helfen Ihnen dabei.

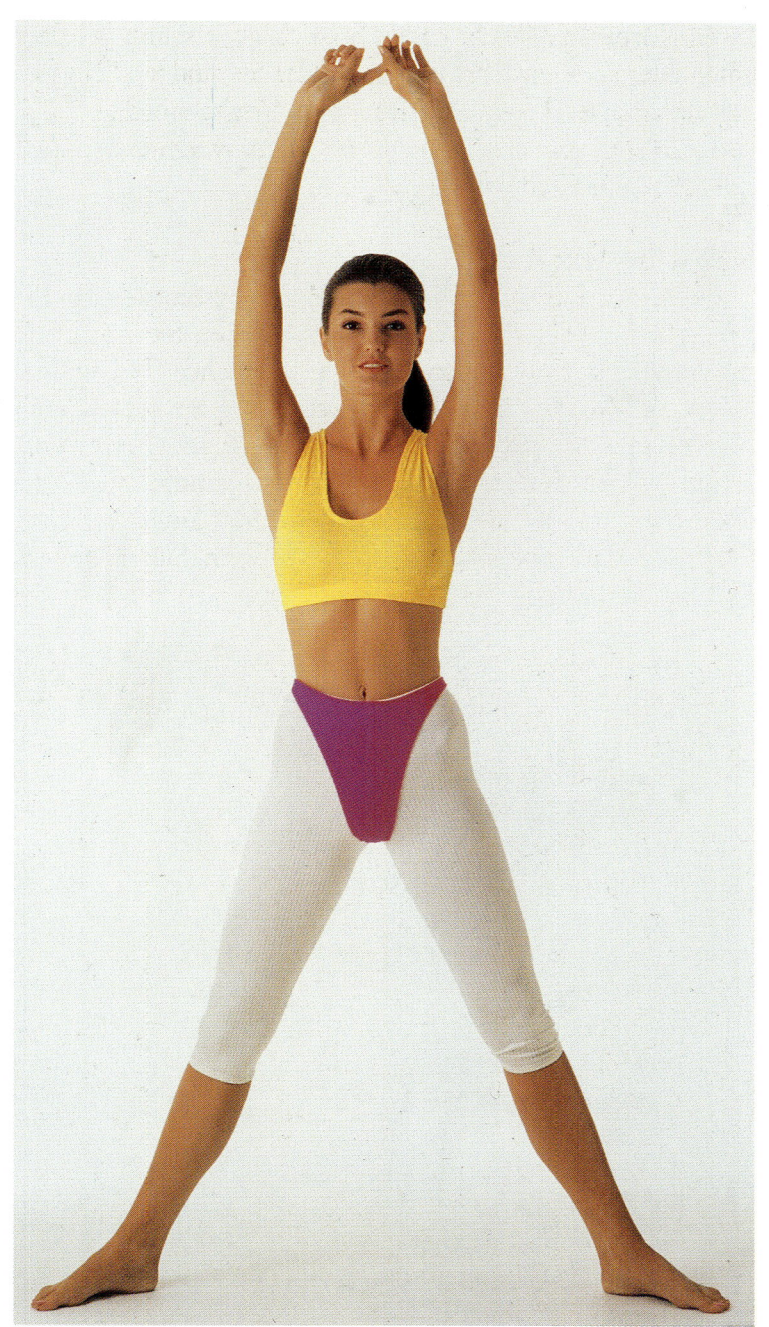

*Ein objektiver Blick auf die
eigene Figur, die Hände und
Haare verrät viel über den
individuellen Konstitutionstyp;
danach richten sich
die Behandlung
und die Ernährung.*

Haut, Knochen und Haare sagen viel über den individuellen Typ aus. Der Fragebogen hilft Ihnen, den eigenen Konstitutionstyp zu ermitteln.

Fragebogen zum Ayurveda-Konstitutionstyp

Bitte kreuzen Sie jeweils nur einen Kennbuchstaben an!

1. Ihr Bindegewebe ist
    - Straff ⬚A
    - Kräftig und muskulös ⬚B
    - Zu Zellulitis neigend ☑C

2. Ihr Körperbau ist eher
    - Schlank, schmal ⬚A
    - Mittelkräftig ☑B
    - Vollschlank ⬚C

3. Ihre Haare sind
    - Dünn ⬚A
    - Kräftig ☑B
    - Anfällig für Haarausfall ⬚C

4. Ihre Haut ist
    - Trocken ⬚A
    - Ölig, fettig ☑B
    - Gerötet ⬚C

5. Sie essen
    - Unregelmäßig, hastig ⬚A
    - Langsam, genußvoll ⬚B
    - Gut und viel ☑C

6. Ihre Verdauung ist
    - Zu schnell (Durchfall) ⬚A
    - Gestört (Verstopfung) ☑B
    - Geregelt ⬚C

7. Sie sind eher
    - Unruhig und nervös ⬚A
    - Zornig, ärgerlich ⬚B
    - Ausgeglichen ☑C

8. Ihr Schlafbedürfnis ist
    - Gering ⬚A
    - Normal ☑B
    - Ausgeprägt ⬚C

Fragebogen zum Ayurveda-Konstitutionstyp

Bitte kreuzen Sie jeweils nur einen Kennbuchstaben an!

9. Sie essen lieber
   - Scharf A
   - Salzig B
   - Süß C ✓

10. Sie sprechen
    - Schnell und hastig A
    - Klar und deutlich B
    - Langsam, zögernd C ✓

11. Sie schwitzen
    - Überhaupt nicht A
    - Leicht B ✓
    - Stark C ✓

12. Sie neigen eher zu
    - Magen-Darm-Störungen A ✓
    - Nervosität B
    - Atemwegserkrankungen C

Auswertung des Fragebogens

Zählen Sie nun aus, welchen Kennbuchstaben – A, B oder C – Sie am meisten angekreuzt haben. Wenn Sie anhand Ihrer angekreuzten Antworten festgestellt haben,

- daß Sie überwiegend mit A geantwortet haben, so tendieren Sie zum Vata-Konstitutionstyp.

- daß Sie überwiegend mit B geantwortet haben, so sind Sie wahrscheinlich ein Pitta-Konstitutionstyp.

- daß Sie überwiegend mit C geantwortet haben, so sind Sie eher ein Kapha-Konstitutionstyp.

Welche Speisen bevorzugen Sie? Vata-Typen essen gern scharf, Pitta-Typen lieber salzig, und Kapha-Typen mögen es süß.

A

B 5

C 5

37

Das Ergebnis deuten

Haben Sie zwei gleichartige Ergebnisse erzielt, so sind Sie höchstwahrscheinlich ein Mischtyp. Zu Ihrem Verständnis sollten Sie wissen, daß die meisten Menschen Mischkonstitutionen aufweisen. Vielleicht sind Sie eine Mischung zwischen Vata und Pitta oder ein Kapha-Typ mit starker Tendenz zum Vata oder eine Mischung zwischen Pitta und Kapha oder eine Mischung zwischen Vata, Pitta und Kapha.

Denken Sie bitte daran, daß es sich hier um einen Schnelltest handelt; wenn Sie tiefer in die Materie einsteigen möchten, sollten Sie unbedingt einen erfahrenen Ayurveda-Therapeuten aufsuchen. Allein behandeln Sie sich bitte keinesfalls. Basis einer seriösen Therapie bei Befindlichkeitsstörungen bildet immer die achtfache Untersuchung.

Die Chakren – bioenergetische Felder im Körper

Sieben Chakren – Energieknotenpunkte – liegen zwischen dem Steißbein und dem Scheitel. Mit ihnen können Sie einzelne Organe gezielt beeinflussen.

Eines der sensationellen Geheimnisse, um schlank und fit zu werden, liegt in der Chakrenlehre. Haben Sie schon einmal etwas von den Chakren im menschlichen Körper gehört? Sie besitzen sieben Chakren in Ihrem Körper. Ihre einzelnen Funktionen sollten Sie kennenlernen. Sie werden sehen, danach wird vieles für Sie einfacher und logisch sein.

Chakra bedeutet wörtlich übersetzt Rad oder Kreis. Es ist ein Wort aus dem alten indischen Sanskrit, das einen »aufsteigenden Wirbel« beschreibt. Das deutet auf den Sitz der Chakren hin: Sie beginnen an der Basis der Wirbelsäule und enden auf dem Kopf am Scheitelbein.

Die sieben Chakren sind Verbindungen oder sogenannte Energiekanäle, die Inder nennen sie auch Nadis. Diese Energieleiter sind feinstofflicher Natur und deshalb mit keinerlei Apparaten nachweisbar. Die Chakren gelten als Zentren der Lebenskraft, die in enger Beziehung zu den Nervengeflechten stehen. Sie strahlen in alle Richtungen aus und sind im weitesten Sinn Kraftquellen – sowohl geistige als auch psychische.

Die Chakren werden in Indien durch Lotosblüten, jeweils mit einer unterschiedlichen Anzahl von Blättern, symbolisiert.

Das Wurzel-Chakra

Die Basis der sieben Chakren befindet sich bei jedem Menschen am Steißbein: das Wurzel-Chakra, auch Muladhara-Chakra genannt. Es versorgt den Körper mit wichtiger Lebensenergie.
Es wirkt stabilisierend und erdend und steht in Beziehung zu den Hormonen der Nebennierenrinde Adrenalin und Noradrenalin. Anus, Darm, Wirbelsäule, Knochen, Blut und Zellaufbau werden von diesem ersten Chakra beeinflußt. Der Geruchssinn sowie die Farbe Rot sind diesem Basis-Chakra zugeordnet.

Sind die Energien im Bereich des Wurzel-Chakras ausgeglichen, dann erfreuen Gesundheit, Lebensfreude, Vertrauen, Sinnlichkeit und Lebensenergie den Betreffenden.
Unausgeglichene Energien im ersten Chakra äußern sich dagegen durch Nervosität, Egoismus – materielle Dinge stellt der Betroffene in den Vordergrund –, Pessimismus, Eifersucht, Impotenz und Lustlosigkeit. Ein positives Selbstwertgefühl fehlt.

Behandlung
• Um das erste Chakra zu stärken, z. B. bei Kreuzschmerzen, empfiehlt es sich, es mit Rotlicht zu bestrahlen oder rote Unterwäsche zu tragen.

Das unterste Chakra liegt im Bereich des Steißbeins; wenn Sie es stärken, unterstützen Sie den Darm und die Wirbelsäule. Von hier aus können Sie auch Kreuzschmerzen lindern.

● Wenn Sie die Wirkungen der Chakren zum Abnehmen einsetzen möchten, so bietet sich das erste Chakra geradezu an. Das Wurzel-Chakra wirkt auf den Darm und auf die Verdauung.

Nach Auffassung der ayurvedischen Gelehrten besteht ein direkter Zusammenhang zwischen der Farbe Rot und dem bitteren Geschmack. Roter Paprika, Tomaten, rote Bete sowie Lebensmittel mit bitterem Geschmack – z. B. Radicchio, Ziegenkäse, Buchweizen und Roggen – haben eine abführende und reinigende Wirkung auf das gesamte Verdauungssystem.

Das Sakral-Chakra

Am Kreuzbein liegt das zweite Chakra, Sakral-Chakra oder auch Svadhisthana-Chakra genannt. Es beeinflußt haupt-

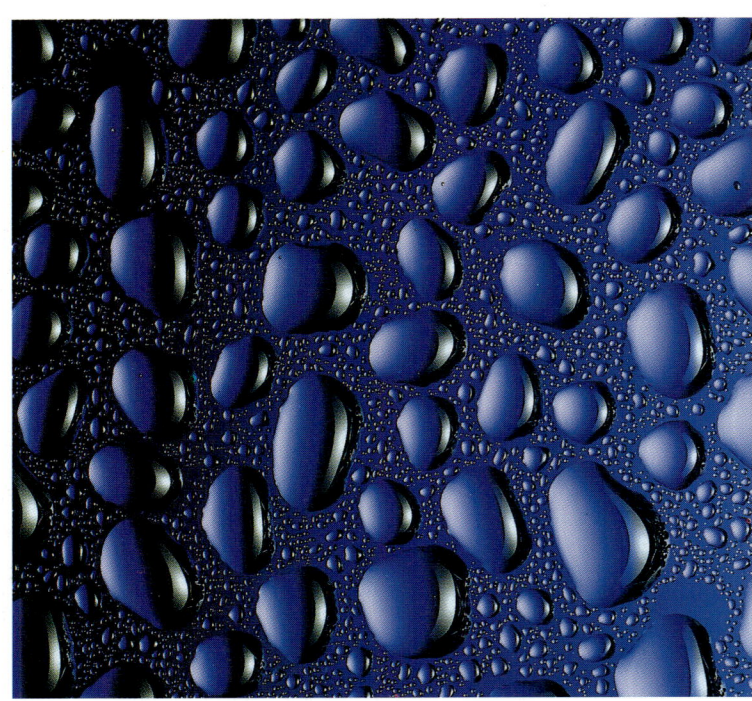

Dem Sakral-Chakra ist als Element das Wasser zugeordnet. Wenn hier die Lebensenergien fließen, wird der Körper regelmäßig gereinigt, und alle Störungen lösen sich auf.

sächlich die Fortpflanzung, wirkt reinigend und bringt die Körpersäfte in Fluß. Das Sakral-Chakra reguliert die Hormone der Keimdrüsen und steht in Verbindung mit Milz und Bauchspeicheldrüse. Dieses Energiezentrum ist außerdem mit den Geschlechtsdrüsen verknüpft und kontrolliert sowohl die sexuellen als auch die kreativen Fähigkeiten.

Entgiften und entschlacken
Dem Sakral-Chakra ist das Element Wasser zugeordnet. Wasser hat die Fähigkeit, zu reinigen und Blockaden zum Fließen zu bringen, es löst also Störungen auf. Im körperlichen Bereich übernehmen diese Aufgaben Niere und Blase, die entgiften und entschlacken. Im psychischen Bereich versteht man darunter das Loslassen von verdrängten und aufgestauten Gefühlen sowie das Aufarbeiten von seelischen Schocks und psychischen Verletzungen.

Fortpflanzungsorgane, Nieren, Blase, Blut und Lymphe sind die wichtigsten Organe und Körperflüssigkeiten, die dem zweiten Chakra zugeordnet sind; auf sie kann es einwirken. Unter den Sinnesorganen wird der Geschmackssinn vom Sakral-Chakra beeinflußt. Da das zweite Chakra der Sonnenenergie zugeordnet ist, kennzeichnet die Farbe Orange das Sakral-Chakra.

Das zweite Chakra sorgt für Lebensfreude
Psychologisch gesehen ist das zweite Chakra das Element des Wissens, der Lebensfreude und des Optimismus. Unsere Lebensenergie erfährt durch diesen Energiepunkt einen ungeheuren Auftrieb. Das kommt uns bei allen zwischenmenschlichen Beziehungen zugute.

Ausgeglichene Energien im Sakral-Chakra äußern sich in Form von Optimismus, Lebensfreude, Kreativität, Lebensbejahung, Harmonie und Sinnlichkeit.

Das zweite Chakra liegt am Kreuzbein und heißt Sakral-Chakra. Es reagiert positiv auf die Farbe Orange und sollte bei Problemen damit bestrahlt werden.

41

Unausgeglichene Energien zeigen sich in einem aggressiven Wesen, in Hemmungen, Schuldgefühlen, Überängstlichkeit, einer Neigung zu Infektionskrankheiten sowie allen Störungen der Körperflüssigkeiten – Blut, Lymphe, Galle und Harn.

Behandlung

- Bei Menstruationsbeschwerden kann das Sakral-Chakra mit der Farbe Orange bestrahlt werden.

- Zum Abnehmen müssen die Schlackenstoffe abgebaut werden, und der Körper muß entgiftet werden. Dies wird durch eine Anregung der Nieren unterstützt. Daß Sie in dieser Zeit viel Flüssigkeit zu sich nehmen, ist besonders wichtig. Durch eine Bestrahlung mit der Farbe Orange bewirken Sie eine Aktivierung des Zellgewebes sowie eine Anregung der Nierentätigkeit.

- Bedenken Sie, daß beim Abnehmen die Menge des Unterhautfettgewebes abnimmt und Ihre Haut etwas nachgibt. Dem können Sie ebenfalls durch Farbbestrahlung entgegenwirken. Doch die Farbe Orange wirkt auch appetitanregend; deshalb sollten Sie aus psychologischen Gesichtspunkten Restaurants und Kantinen, die in dieser Farbe ausgestattet sind, meiden, während Sie abnehmen!

Das Nabel-Chakra

Das dritte Chakra wird auch Sonnengeflecht, Solarplexus oder Manipura-Chakra genannt. Es ist der Sitz des Feuers in unserem Wesen. Hier laufen alle Gefühle und Gemütsregungen zusammen. Das Nabel-Chakra verkörpert das Harmonische. Es beeinflußt das Sehen.

Die zugeordnete Farbe ist Gelb – die Farbe des Lichts, der Wärme und des Feuers. Die dazugehörigen Organe sind

Vorsicht bei Orange! Wenn Sie abnehmen möchten, sollten Sie eine orangefarbene Umgebung meiden, denn diese Farbe wirkt appetitanregend.

Magen, Galle, Bauchspeicheldrüse und Leber sowie das gesamte Verdauungssystem. Bei ausgeglichenen Energien im Bereich des Nabel-Chakras sind wir tatkräftig, energievoll, besitzen wir emotionale Wärme, Spontaneität, Herzlichkeit und die Fähigkeit, Gefühle zu äußern.

Bei einem Überschuß an Energie kommt es dagegen zu Putzsucht, Perfektionismus, Unsicherheit und Komplexen. Ein Energiemangel führt hier zu Narzißmus, mangelndem Selbstwertgefühl, Mißtrauen und der Unfähigkeit, Gefühle zu zeigen.

Behandlung
- Bei Depressionen kann man versuchen, die Stimmung z. B. mit einem gelben Blumenstrauß positiv zu beeinflussen.

- Bei Störungen des Leber- und Gallestoffwechsels sollte man Lebensmittel mit gelber Farbe zu sich nehmen oder das Nabel-Chakra mit gelber Farbe bestrahlen.

- Die Farbe Gelb ist dem süßen Geschmack zugeordnet. Doch halt! Süßigkeiten und Schokolade sind damit nicht gemeint. Natürlicher süßer Geschmack ist in Honig, Ahornsirup, Nüssen und Früchten, aber auch in Salaten und Gemüsen enthalten. Der süße Geschmack erhöht den Anteil des Kapha!

Das Herz-Chakra

Das vierte Chakra liegt über dem Herzen in Brustbeinhöhe und hat Einfluß auf die Thymusdrüse und das Herz. Es wird auch Herzzentrum oder Anahata-Chakra genannt und verkörpert das vitale Element der Kreativität, Energie und Harmonie. Es beeinflußt den Tastsinn. Das Herz-Chakra wird dem Element Luft zugeordnet, und seine Farbe ist Grün.

Nicht nur Zucker, Schokolade und Honig sind süß. Auch Salate, Gemüse und Nüsse gehören zu den süßen Speisen.

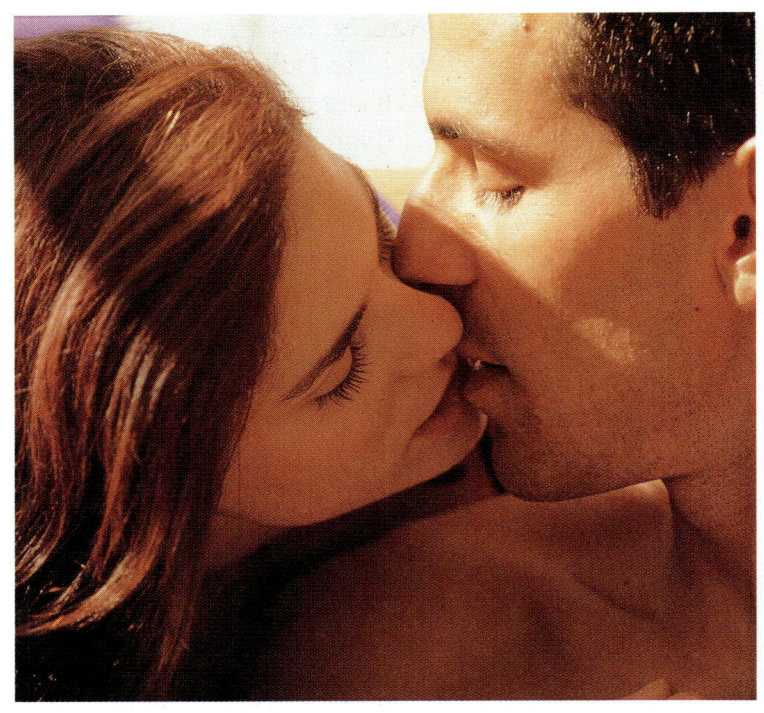

*Das Herz-Chakra
symbolisiert die Bereitschaft
zu Gefühlen und
menschlicher Wärme.
Lebenslust und
Liebesfähigkeit werden von
hier aus gesteuert.*

Ausgeglichene Energien im Herz-Chakra machen sich durch eine gefühlvolle, menschliche, warme Art bemerkbar; Kontaktfähigkeit, Lebenslust, Harmonie, Liebesfähigkeit sowie Freundlichkeit prägen die entsprechenden Personen. Unausgeglichene Energien führen in diesem Bereich allerdings zu Kritiksucht, Besitzansprüchen, Verlangen nach Selbstbestätigung, Selbstmitleid, Angst, nicht geliebt zu werden, Unfähigkeit, Hilfe anzunehmen oder Gefühle zu zeigen.

Behandlung
- Bei Gefühlsblockaden wird die Thymusdrüse mit der Farbe Grün bestrahlt.

- Leber und Gallenblase spielen beim Abnehmen eine große Rolle. Die Farbe Grün ist deshalb diesen Organen und diesem Chakra zugeordnet. Nach der ayurvedischen Ernährungslehre entspricht die Farbe Grün dem sauren Geschmack, er sollte bei Diäten bevorzugt werden. Dinkel, Grünkern, Rhabarber, Joghurt, Huhn und Ente entsprechen dieser Zuordnung.

Das Kehlkopf-Chakra

Das fünfte Chakra – auch Vishuddha-Chakra genannt – liegt auf der Vorderseite des Halses und hat gemäß seiner Lage Bezug zur Schilddrüse. Das Kehlkopf-Chakra entspricht dem Element Äther und ist somit dem Gehör zugeordnet.

Die dazugehörende Farbe heißt Blau. Das Chakra steht für Inspiration und Hingabe sowie Vertrauen und Seriosität. Das Kehlkopf-Chakra steht in Zusammenhang mit dem Stirn-Chakra, dem Prinzip des Denkens.

Ausgeglichene Energien im fünften Chakra bedeuten Spiritualität, Inspiration, künstlerische Begabung, Vertrauen und Zufriedenheit. Diese Menschen sind gute Redner. Übersteigerte Energien äußern sich dagegen in Machotum, Dominanz, übermäßigem Redefluß, Arroganz und übersteigertem Selbstwertgefühl. Energiemangel im Bereich des Kehlkopf-Chakras äußert sich in schlechter Rhetorik, Unsicherheit, Ängstlichkeit, Verklemmtheit und Verspannungen.

Behandlung
- Wenn Sie Lampenfieber haben, eine Rede halten müssen oder unter Halsschmerzen leiden, empfiehlt es sich, einen blauen Schal oder Rollkragenpullover zu tragen.

- Die Farbe Blau verstärkt den Energiefluß zwischen Bewußtsein und Unterbewußtsein und wirkt zudem auf Blase und Niere. Blau wird mit dem salzigen Geschmack in

Das fünfte Chakra liegt vorn am Hals beim Kehlkopf. Wenn die Energien hier ungehindert fließen, dann haben Sie Selbstvertrauen und fühlen sich zufrieden.

Verbindung gebracht. Aber Vorsicht, wenn Sie gern abnehmen möchten – Salz bindet Wasser im Gewebe. Versuchen Sie deshalb, mit wenig Salz auszukommen. Außerdem wirkt Blau appetitanregend und erhöht das Kapha.

Das Stirn-Chakra

Das sechste Chakra – auch Ajna-Chakra genannt – liegt zwischen den Augenbrauen in der Mitte der Stirn und hat eine wichtige Funktion für unsere Persönlichkeit. Es hat Bezug zum Gehirn und Verstand sowie zum Unterbewußtsein. Das Stirn-Chakra steht in Verbindung mit den Augen und der linken Gehirnhälfte.

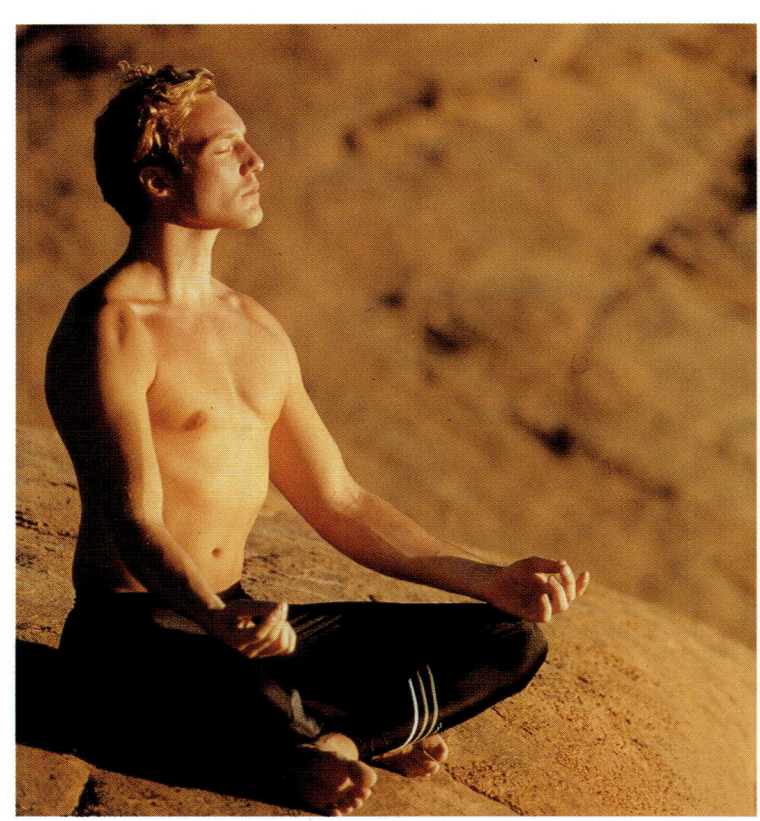

Das Stirn-Chakra beeinflußt die geistige Kraft und das Unterbewußtsein. Fördern Sie es mit Meditation und leicht salzigen Speisen.

Intuition, selbstlose Liebe undWeisheit werden dem sechsten Chakra zugeordnet. Die Farbe des Stirn-Chakras ist Indigo.

Ausgeglichene Funktionen im Bereich des Stirn-Chakras fördern wahre Zufriedenheit und Ausgeglichenheit. Materielles ist jetzt unwichtig. Zuviel Energie an diesem Punkt führt zu fanatischen, herrischen, autoritären, egoistischen, stolzen und arroganten Gebärden. Zuwenig Energie am Stirn-Chakra macht die Betroffenen leicht verletzbar, empfindlich und läßt Lebensangst aufkommen.

Behandlung

- Wollen Sie sich mit Hilfe von Meditation konzentrieren oder heilen, sollten Sie den Blick dabei auf die Farbe Indigo richten.

- Da Indigo mit einem salzigen Geschmack in der Ayurveda-Lehre verknüpft wird, sollten Sie leicht salzige Lebensmittel bevorzugen; aber Vorsicht: Salz bindet Wasser im Körper und verhindert so ein Abnehmen.

Das Kronen-Chakra

Das siebte und höchste Chakra wird auch als Scheitel-Chakra oder Sahasrara-Chakra bezeichnet, denn seine Position befindet sich am Scheitel des Kopfes. Das ist der Sitz der höchsten Energieschwingung, es entspricht einer höheren Bewußtseins- und Reifestufe. Ihm wird deshalb die Farbe Violett zugeordnet. Violett ist die Farbe der Spiritualität.

Das siebte und höchste Chakra liegt am Scheitel und heißt Kronen-Chakra. Sie können es mit der Farbe der Spiritualität – Violett – beeinflussen.

Ausgeglichene Energien am Kronen-Chakra öffnen das Unterbewußtsein, helfen bei der Meditation und führen zur Erleuchtung. Zuviel Energie im Bereich dieses Chakras äußert sich in Frustration, Depression und Migräneanfällen. Zuwenig Energie hier dagegen löst Antriebslosigkeit und Lebensangst aus.

Behandlung

● Das höchste Chakra läßt sich mit der Farbe Violett stärken. Bestrahlen Sie den Scheitelpunkt mit entsprechendem Licht.

Die sechs Geschmacksrichtungen

Sind Sie ständig müde und abgespannt? Ist Ihr Haar glanzlos, sind Ihre Fingernägel weich und brüchig? Dann essen Sie wahrscheinlich zuviel Süßes!

Starker Hunger auf Süßes ist immer ein Zeichen dafür, daß Ihr Körper nur noch geringe Kraftreserven besitzt oder Sie

Mit jeder Mahlzeit schwächen oder stärken Sie Ihren Körper – je nachdem, was Sie essen. Wer erschöpft ist, braucht Süßes; zum Abnehmen eignet sich dagegen Bitteres.

Die sieben Chakren auf einen Blick

CHAKRA	LAGE	SINN	FARBE	ORGAN	FUNKTION
1. Wurzel	Steißbein	Riechen	Rot	Darm, Blut, Wirbelsäule	Lebensenergie
2. Sakral	Kreuzbein	Schmecken	Orange	Keimdrüsen	Fortpflanzung
3. Nabel	Nabel	Sehen	Gelb	Leber, Galle, Bauchspeicheldrüse	Ausstrahlung
4. Herz	Brustbein	Tasten	Grün	Thymusdrüse	Liebe
5. Kehlkopf	Kehlkopf	Hören	Blau	Schilddrüse	Kommunikation
6. Stirn	Stirnmitte	Verstehen	Indigo	Hirnanhangsdrüse	Intuition
7. Kronen	Scheitelpunkt	Übersinnliches Wahrnehmen	Violett	Zirbeldrüse	Bewußtsein, Unterbewußtsein

momentan unter großem seelischen und/oder körperlichen Druck stehen. Ihr Körper reagiert darauf und braucht mehr süße Lebensmittel.

Sie haben Heißhunger und möchten gern abnehmen! In diesem Fall sollten Sie nicht verbittern, sondern bittere Nahrungsmittel verstärkt zu sich nehmen. Der bittere Geschmack wirkt abführend!
Sicherlich sind Sie manchmal im wahrsten Sinn des Wortes verbittert, wenn Ihre Haut trotz Pflege immer trockener und faltiger wird. Plötzlicher Haarausfall kann auch noch unerklärbar dazukommen. Wahrscheinlich trinken Sie zuviel Kaffee und Tee und nehmen zur Happy-Hour regelmäßig bittere Aperitifs, wie z. B. Campari. Der bittere Geschmack ist sehr wichtig für die Verdauung und hat eine reinigende sowie abführende Wirkung, doch im Übermaß führt der bittere Geschmack auch zu unliebsamen Hauterscheinungen.

Der Geschmack bestimmt die Laune

Wenn Sie einmal wütend oder sauer sind, dann erinnern Sie sich daran: Sauer macht lustig. Stimmen Sie sich selbst wieder froh, indem Sie Ihre Leber und Galle anregen. Essen Sie jetzt also bevorzugt Lebensmittel mit grüner Farbe und saurem Geschmack. Das kühlt übrigens auch Hitzköpfe ab.
Paprika macht Sie heißblütig und lindert Erkältungen. Scharfe Lebensmittel beinhalten meistens viel Vitamin C und stärken Ihr Immunsystem. Scharfe Lebensmittel wie Chili, Knoblauch und Paprika geben Ihnen Aktivität und Kraft.

Wenn Sie Ihr Liebesleben ankurbeln möchten oder insgesamt wieder leistungsfähiger sein wollen, dann konzentrieren Sie sich auf eine salzige Geschmacksrichtung. Salzige Lebensmittel aktivieren die Nieren und bringen Sie wieder auf Trab.

Wer unter Hautproblemen und Haarausfall leidet, sollte einmal nachdenken, ob er vielleicht zu viele bittere Lebensmittel und Getränke konsumiert.

Sind die körpereigenen Kräfte aus dem Gleichgewicht geraten, dann sind Sie geschwächt und können krank werden. Ausgewählte Lebensmittel helfen hier!

Sie sehen, wie wichtig in der Ayurveda-Lehre die Geschmacksrichtungen für Ihr Wohlbefinden sind. Deshalb lesen Sie im folgenden, wie Sie die sechs Geschmacksrichtungen süß, sauer, scharf, salzig, bitter und herb für sich nutzen können, um schlank und fit zu bleiben oder es dauerhaft zu werden.

Ein Dosa erhöhen oder vermindern

1

Unsere Gesundheit und unser Wohlbefinden sind im Sinn von Ayurveda abhängig vom Gleichgewicht der drei Dosas Vata, Pitta und Kapha. Gleichgewicht bedeutet hier jedoch nicht, daß alle drei Dosas zu gleichen Teilen im Körper vorhanden sein müssen. Vielmehr geht es um eine individuelle Balance dieser Dosas. Bewegen sich ein oder mehrere Dosas aus ihrem gegenseitigen Gleichgewicht, führt dies zu Befindlichkeitsstörungen, Krankheit und auch Übergewicht. Man spricht von einer Erhöhung beziehungsweise einer Verminderung der Dosas.

2

Sie müssen sich das folgendermaßen vorstellen: Angenommen, Sie sind ein Vata-Typ und im ausgeglichenen und optimalen Zustand energiegeladen, vital und mit einem starken Immunsystem ausgestattet. Sie haben keine Verdauungsprobleme und schlafen nachts sehr gut. Ist nun Ihr Vata-Dosa vermindert, dann werden Sie z. B. zu Depressionen neigen, ein erhöhtes Schlafbedürfnis empfinden und zu nichts mehr Lust haben. Anders sieht es hingegen bei einem erhöhten Vata aus. Die Symptome gehen dann von Schlaflosigkeit, Übererregbarkeit, Nervosität bis hin zu Verstopfung und Gewichtsverlust.

3

Ausgewählte Geschmacksrichtungen helfen Ihnen, eine Balance zwischen den drei Dosas wiederherzustellen und so Unwohlsein, Störungen und Krankheiten zu beseitigen beziehungsweise zu vermeiden.

Süß

Der süße Geschmack, auch Madhura genannt, ist den Elementen Erde und Wasser zugeordnet. Süß erhöht Kapha und vermindert Vata.
Die süßen Nahrungsmittel bauen das Gewebe auf, spenden Energie, verlangsamen die Verdauung und verstopfen. Allerdings führen sie auch zu Fettleibigkeit.

Süße Nahrungsmittel

- Öle, Nüsse, Weizenkeime
- Milch
- Fleisch
- Hülsenfrüchte
- Weizen, Hafer, Gerste, Hirse, Roggen, Mais, Reis

Sauer

Der saure Geschmack, Amla in der Ayurveda-Lehre genannt, ist den Elementen Erde und Feuer zugeordnet. Sauer erhöht Kapha und Pitta, vermindert dagegen Vata.
Die sauren Nahrungsmittel wirken gewebeabbauend, reinigend, schweißtreibend, verdauungsfördernd und damit auch abführend.

Saure Nahrungsmittel

- Früchte wie Limonen, Zitronen, Himbeeren, Trauben, Hagebutten, Mangos, Granatäpfel, Sanddorn
- Sauerampfer
- Sauerklee
- Saure Milch, Joghurt

**Süße Speisen spenden Energie; aber sie führen auch zu Verstopfung und mehr Gewicht.
Saure Gerichte dagegen fördern die Verdauung und wirken abführend.**

Salzig

Der salzige Geschmack, in den ayurvedischen Schriften Lavana genannt, wird den Elementen Erde und Feuer zugerechnet. Salzig erhöht Kapha und Pitta, vermindert aber Vata. Salzige Nahrungsmittel wirken gewebeabbauend, wasserspeichernd, appetitanregend, speichelvermehrend und verdauungsfördernd.

Salzige Nahrungsmittel

- Bevorzugen Sie in der Küche Meersalz oder Steinsalz.
- Salzen Sie nie zu stark, um nicht unter der nachteiligen wasserbindenden Wirkung des Salzes zu leiden.

Scharf

Der scharfe Geschmack, auch Katu von Ayurveda-Anhängern genannt, ist den Elementen Luft und Feuer zuzurechnen. Scharf erhöht Vata und Pitta, vermindert dagegen Kapha.

Die Wirkung zeigt sich in einer vermehrten Speichelproduktion; scharfe Speisen trocknen den Körper aus, sind verdauungsfördernd, appetitanregend, aber sie fördern auch die Fettleibigkeit.

Scharfe Nahrungsmittel

Anis, Basilikum, Bohnenkraut, Chili, Fenchel, Ingwer, Kamille, Kerbel, Knoblauch, Koriander, Kümmel, Lavendel, Liebstöckel, Majoran, Melisse, Nelke, Paprika, Petersilie, Pfeffer, Pfefferminze, Rosmarin, Senf, Thymian, Wacholder, Ysop, Zitronengras, Zwiebel

Bitter

Der bittere Geschmack wird von Ayurveda-Therapeuten auch Tikta genannt; sie rechnen ihn den Elementen Luft und Äther zu. Bitter erhöht Vata und vermindert Kapha wie Pitta. Bittere Nahrungsmittel wirken appetitanregend, verdauungsfördernd, temperatursenkend, blutreinigend, und sie entfernen Eiter bei Entzündungen.

Bittere Nahrungsmittel

- Pflanzen wie Löwenzahn, Brennessel, Bitterklee, Tausendgüldenkraut, Benediktenkraut, gelber Enzian, Eisenhut und Jasmin
- Gewürze wie Gelbwurz (ein wichtiger Bestandteil im Curry), Koriander

Herb

Der herbe Geschmack, in der Ayurveda-Lehre Kasaya genannt, ist den Elementen Luft und Erde zuzurechnen. Herbes erhöht Vata, vermindert aber Kapha und Pitta. Herbe Nahrungsmittel wirken zusammenziehend, austrocknend, heilend, entzündungshemmend, antiseptisch und stoppen übermäßiges Schwitzen.

Herbe Nahrungsmittel

- Eichenrinde und Chinarinde
- Ratanhiawurzel
- Walnüsse (grüne Schalen)
- Kräuter und Pflanzen wie Salbei, Johanniskraut und Hamamelis
- Honig

Bittere Pflanzen und Gewürze wirken blutreinigend, können Fieber senken und helfen bei eitrigen Entzündungen.

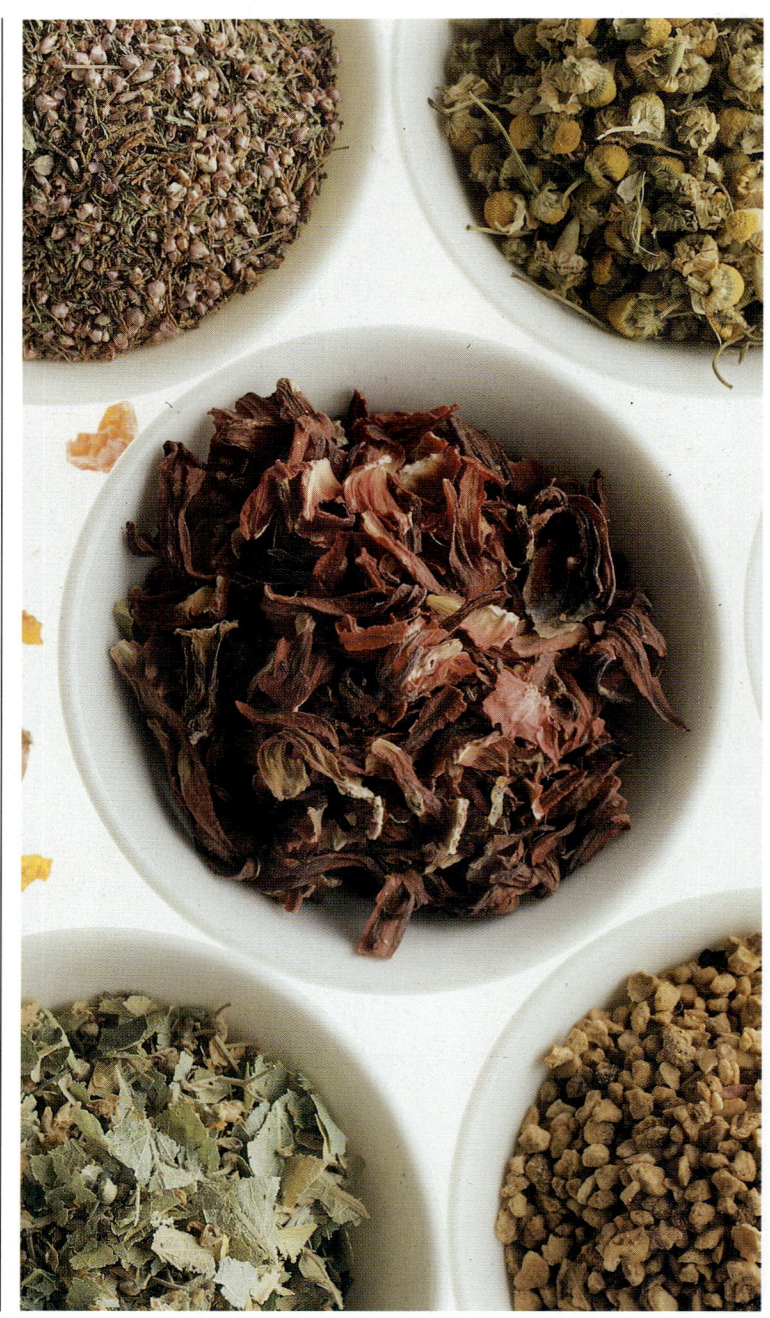

Kräuter und Heilpflanzen sind wie zahlreiche Gewürze wichtiger Bestandteil der Ayurveda-Behandlung. Meist wird das Öl für die Massagen mit wohlriechenden Kräutern angereichert.

Schlank und fit durch Ayurveda

Ayurveda bietet Ihnen einerseits die Möglichkeit, Unwohlsein, Beschwerden und Krankheiten zu lindern und zu heilen, andererseits können Sie ayurvedische Behandlungsformen zur Vorbeugung gezielt einsetzen, um dauerhaft aktiv, fit, gesund und schlank zu bleiben. Mit speziellen Massagen, innerlichen und äußerlichen Ölanwendungen und einer bewußten Ernährung, die ganz auf den individuellen Typ – Vata, Pitta oder Kapha – abgestimmt ist, gibt Ihnen Ayurveda einen aktiven und schlanken Körper, ohne daß Sie sich mit aufreibenden Diäten plagen und Kalorien zählen müssen.

Auch Gesunde können ihren Körper mit Ayurveda stärken. Die Massagen und Ölbehandlungen machen munter, fit und helfen beim Abnehmen.

Massagen und Ölbehandlungen

Alle ayurvedischen Massagen sollen den Körper auf die ausleitenden Verfahren vorbereiten – die Darmreinigung am Beginn jeder Behandlung. Die Aufzählung der verschiedenen Ayurveda-Therapien hier erhebt keinen Anspruch auf Vollständigkeit. Es gibt etliche weitere in abgewandelter Form, denn die einzelnen Therapeuten haben sich im Laufe der Zeit natürlich ihre kleinen Praxisgeheimnisse erworben. Hier nun eine Übersicht über äußerliche ayurvedische Anwendungen.

Die durchschnittliche Dauer der unterschiedlichen Massagen beträgt 20 bis 60 Minuten. Das verwendete Öl wird zuvor auf 20 Grad erhitzt; es kann auch lauwarm sein. Durch die Erwärmung wird das Öl besser von den Hautporen

Das richtige Öl

Maximalen Erfolg können Sie nur dann mit Ölbehandlungen erreichen, wenn Sie wirklich natürliche Öle verwenden. Achten Sie deshalb darauf, daß es sich um ein rein pflanzliches Öl handelt.

Bitte kaufen Sie keine naturidentischen Öle, Öle mit einem Vaselinegemisch oder Parfümöle. Parfümöle können, besonders wenn Sie sie warm auf die Haut auftragen, zu Allergien führen.

Vaseline oder naturidentische Öle sind synthetische Öle, die nicht in die Haut eindringen können. Diese anorganischen Substanzen liegen wie ein Film auf Ihrer Hautoberfläche und bewirken im ayurvedischen Sinn gar nichts.

Natürliche Öle enthalten einen großen Anteil an Vitamin E und F, die als Antioxidantien wirken. Das heißt, diese Öle können sich nicht mit Sauerstoff verbinden und verderben daher nicht. Deshalb brauchen Sie sich auch keine Gedanken über die Haltbarkeit zu machen; sie werden nicht ranzig. Gerade das Sesamöl, das bereits seit dem frühesten Altertum verwendet wird, enthält einen hohen Anteil an essentiellen Fettsäuren – und zwar zwischen 38 und 48 Prozent Linolsäure.

Nicht jedes Öl eignet sich für Ayurveda. Verwenden Sie ausschließlich rein pflanzliche Öle, die gut in die Hautporen einziehen.

aufgenommen. Bei einer Ganzkörpermassage werden ungefähr zwei Liter Öl verbraucht; Sie können sich also vorstellen, daß Ihr Körper während der Massage im Öl »schwimmt«.

Die einzelnen Kräuter, die dem Massageöl beigefügt werden, sind vom Konstitutionstyp abhängig und werden individuell zusammengestellt. Wollen Sie Massageöl selbst herstellen, kochen Sie aus 50 Gramm Kräutern einen Sud mit einem halben Liter Wasser, lassen diesen einkochen und geben davon 50 Milliliter auf zwei Liter Öl.

Sie können auch mit Aromaöl das Massageöl anreichern; dann sollten Sie wenige Tropfen des für Ihren Typ passenden Aromaöls 15 Minuten vor der Massage in das Öl gießen.

Sicher werden Sie sich auch fragen, wie viele Behandlungen für eine Besserung sinnvoll oder sogar notwendig sind. Optimal ist eine Ayurveda-Therapie über 14 Tage, wobei täglich zwei Anwendungen stattfinden sollten.

Die Ölmassage – Abhyanga

Diese Massage wird von zwei Therapeuten synchron von Kopf bis Fuß gleichzeitig am Patienten durchgeführt. Die Massageöle werden zuvor individuell für jeden einzelnen angemischt.
Da diese Massage bis zu 60 Minuten andauert, garantiert sie eine umfassende Entspannung.

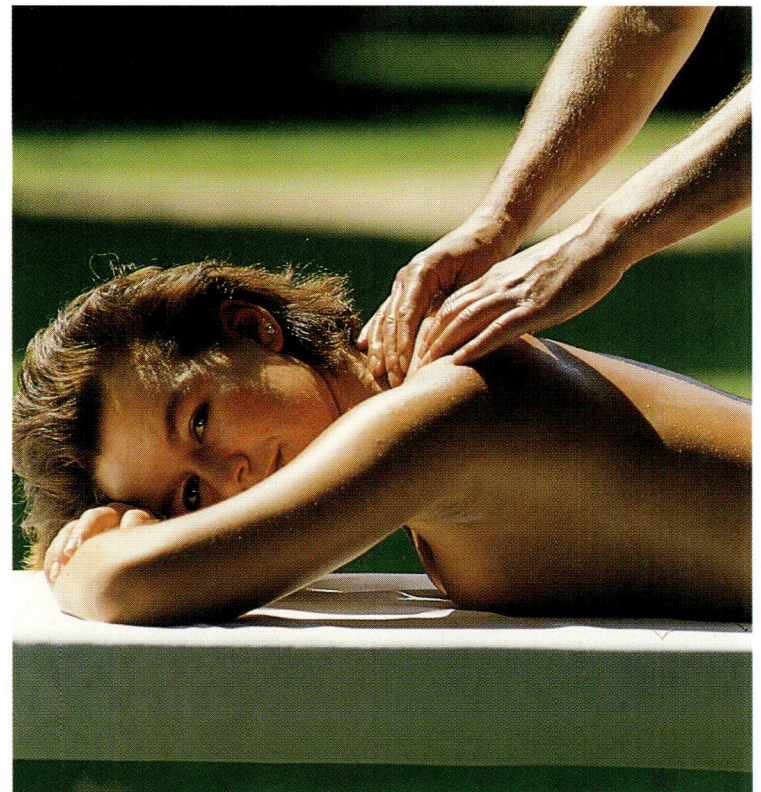

Bei den unterschiedlichen Massagen mit gereiftem Sesamöl wird die Muskulatur gelockert, und die Heilkräfte der Öle und Essenzen dringen tief in die Poren ein.

Der Königsguß

Eine starke Stoffwechselanregung und Entschlackung des Gewebes wird durch diese sehr angenehme, ebenfalls von zwei Therapeuten durchgeführte Behandlung erreicht. Das Massageöl besteht beim Königsguß meist aus warmem gereiften Sesamöl, aus dem man den wasserhaltigen Anteil vorher entfernt hat; dazu erhitzt man das Öl auf 100 Grad (siehe »Gereiftes Öl selbst herstellen«, Seite 61). Dieses Sesamöl wird individuell – je nach Typ des Patienten – noch mit Kräutern angereichert.

Die Ganzkörpermassage – Pina Sweda

Diese intensive Ganzkörpermassage wird von vier Therapeuten gleichzeitig mit einer warmen Getreide-Reis-Abkochung durchgeführt. Besonders erfolgreich wird sie bei Neuralgien und Ischialgien – also bei Nervenschmerzen ohne Entzündung – eingesetzt.

Der Kräuter-Öl-Strahl – Shirodhara

Der Patient liegt bei dieser Behandlung auf einer Edelstahl-Massageliege. Über seinem Kopf hängt ein Gefäß, aus dem direkt auf die Stirn ein Strahl Öl mit einem Kräuteraufguß fließt. Es ist ein fantastisches Erlebnis, das zu einer tiefen Harmonie und Entspannung führt. Besonders bei Migräne und Streßsymptomen ist der Kräuter-Öl-Strahl zu empfehlen.

Der Schwitzkasten – Svedana

Der Schwitzkasten bildet immer den Abschluß einer ayurvedischen Massage. Sie liegen in einem Holzkasten mit einer auf Ihren Typ speziell abgestimmten Kräutermischung. Der Kasten wird in den Ursprungsländern des Ayurveda von

Während der Ölmassagen schwimmt der ganze Körper in zwei Litern Öl. Das hilft besonders bei Nervenschmerzen.

unten mit Holzkohle erhitzt, was die Wirkung der Kräuter, die auf einem Rost unter dem Kasten liegen, fördert. Während Sie schwitzen, dringt der Kräuterdampf in den Holzkasten, und die zuvor bei der Massage gelösten Schlackenstoffe werden teilweise über die Hautporen abgegeben. In Europa ist diese Methode etwas modernisiert: Sie liegen in einer kleinen Wärmekammer, der Kopf schaut hinaus, und die Kräuter werden elektrisch erhitzt. Der Effekt ist der gleiche. Das Prinzip kennen Sie von der Sauna. Das Schwitzen fördert in jedem Fall den Reinigungsprozeß des Körpers.

Vorsicht: Allen Patienten, die an Herz-Kreislauf-Störungen leiden, leicht Beklemmungen oder Platzangst verspüren, ist der Schwitzkasten nicht zu empfehlen! Bedenken Sie, daß Sie etwa eine halbe Stunde bewegungslos in einer kleinen »Kiste« liegen müssen.

Die Reibmassage – Udvarthana

Die sehr intensive Reibmassage wird mit einer Sesam-Getreide-Mischung durchgeführt. Wieder massieren zwei Therapeuten gleichzeitig den Patienten. Diese Reibmassage regt die Durchblutung und den Zellstoffwechsel stark an. Zugleich erzielt sie einen Peelingeffekt: Es werden abgestorbene Epithelzellen – also Verhornungen der Haut – entfernt. Damit können bei späteren Ölbehandlungen die Wirkstoffe der Kräuteröle besser in die Hautschichten eindringen und ihre Wirkung voll entfalten.

Diese Reibmassage ist besonders denjenigen zu empfehlen, die durch Ayurveda schlank und fit werden möchten. Hierzu ein Tip für Sie: Mischen Sie in einer Schüssel Weizenkeimflocken und Sesam – aus dem Reformhaus oder der Apotheke –, und rühren Sie daraus mit gereiftem Sesamöl einen

Wenn der Körper mit Weizenkeimflocken und Sesam abgerieben wird, lösen sich Verhornungen auf der Haut, und das gereifte Sesamöl kann besser eindringen.

Brei an. Stellen Sie sich in Ihre Dusche oder Badewanne, und tragen Sie die warme Mixtur auf die Haut auf; verteilen Sie die Mischung auf Ihrem ganzen Körper. Nehmen Sie einen Luffa-Handschuh, und reiben Sie mit kreisförmigen Bewegungen den Brei auf Ihrer Haut. Beginnen Sie in der Schlüsselbeingrube, und beenden Sie die Anwendung an den Füßen. Danach duschen Sie sich mit warmem Wasser ab.

Die Massage mit Rohseide – Gharsan

Hier handelt es sich um eine ähnliche Ganzkörpermassage wie die Reibmassage Udvarthana. Sie können sie ebenfalls beim Abnehmen einsetzen. Machen Sie – möglichst täglich – mit einem Handschuh aus Rohseide (aus dem Reformhaus) eine trockene Ganzkörpermassage. Am besten massieren Sie sich am Morgen gleich nach dem Aufstehen. Sie bewirken damit nicht nur die erwünschte Stoffwechselanregung und Ausleitung von Schlacken aus dem Körper, sondern als positive Nebenerscheinung auch noch eine Straffung der Haut sowie eine lokale Reduzierung des Fettgewebes.

Die Massage mit dem rohseidenen Handschuh erzielt gute Erfolge bei bereits vorhandener Zellulitis an den Problemzonen Oberschenkel, Oberarme, Bauch, Hüften und Gesäß.

Die Mundspülung – Gandhusa

Bei Ayurveda spielt auch die Reinigung des Mundes eine große Rolle. Im Mund befinden sich Bakterien, Pilze – leider sind sie sogar auf dem Vormarsch – und Viren. Durch eine Mundspülung mit Sesamöl werden die Mundhöhle, die Zähne und das Zahnfleisch sowie möglicherweise vorhandene Zahnfleischtaschen gereinigt.
Alle Krankheitserreger werden mit dem Öl ausgespült. So schützen Sie sich vor Entzündungen im Mundbereich.

Trockene Ganzkörpermassagen mit einem rohseidenen Handschuh regen den Stoffwechsel an und straffen die Haut.

Und wenn die Bakterien, Viren und Pilze schon in der Mundhöhle reduziert werden, können sie den Magen-Darm-Trakt gar nicht mehr erreichen und somit auch keine Krankheiten im Körper auslösen. Verwenden Sie für die Mundspülung gereiftes Sesamöl, das Sie leicht selbst herstellen können (siehe Kasten).

Beim Erhitzen verdunstet der Wasseranteil im Öl; es ist dann gehaltvoller, zieht rascher in die Haut ein und hält sich länger.

Gereiftes Öl selbst herstellen

Wenn Sie einige dieser Anwendungen zu Hause durchführen möchten, können Sie das notwendige gereifte Sesamöl für alle Ölbehandlungen selbst herstellen. Nehmen Sie reines Sesamöl aus der Apotheke oder aus dem Reformhaus, erhitzen Sie es langsam auf 100 Grad. Jedes Öl besteht aus einem fetten und einem wäßrigen Teil. Während Sie das Öl erwärmen, bleiben Sie bitte in der Nähe. Wenn die Wasseranteile im Öl durch die Hitze verdunsten, zischt und spritzt das Öl. Lassen Sie dann das Öl etwas abkühlen, und machen Sie Ihre Massage mit noch warmem Öl, oder mischen Sie sich Ihre Breimischung für eine Reibung. Gereiftes Sesamöl zieht schneller in die Haut ein als andere Öle, und deshalb können sich die Wirkstoffe des Öls voll entfalten. Legen Sie sich am besten gleich einen kleinen Vorrat an gereiftem Sesamöl an. Es wird nicht so leicht ranzig.

Sie benötigen für eine Mundspülung zwei Teelöffel; gurgeln Sie damit, und spucken Sie das Öl anschließend wieder aus.

Riechen Sie sich schlank

Ohne die Nase, unser Riechorgan, wüßten wir oft gar nicht, was wir gerade essen: Salat, Gemüse, Fisch und Fleisch erkennen wir längst nicht nur durch den Geschmackssinn, sondern auch durch den Geruch. Wir könnten den wunderbaren Duft der Rosen ohne Nase nicht riechen, wir bekämen keine

Gänsehaut, wenn wir das Rasierwasser unseres »Mr. Wonderful« riechen... Ähnlich wie die Augen und die Haut leitet auch die Nase wichtige Informationen an das Gehirn weiter. Eigentlich riechen wir nicht mit der Nase, sondern mit dem Gehirn. Ständig nehmen wir Gerüche auf und geben selbst Gerüche ab. Wenn wir riechen, reagieren wir automatisch mit dem Unterbewußtsein. Bei jedem Einatmen, etwa 16mal pro Minute, werden zusammen mit dem Atem Geruchsmoleküle aufgenommen, die sofort über die Nervenzellen zum Geruchszentrum im Gehirn weitergeleitet werden und dort entsprechende Reaktionen auslösen. Diese Reaktionen können Sie durch bestimmte Gerüche beeinflussen!

Manche Düfte ziehen uns an, andere stoßen uns ab. Beeinflussen Sie sich selbst, indem Sie ausgewählte Aromaöle in Ihrer Wohnung verdunsten lassen.

Können Sie sich riechen?

Sie kennen sicherlich den Ausdruck »Sich-nicht-riechen-Können«. Das stimmt tatsächlich. Studien haben bewiesen, daß wir bei der Wahl unseres Partners stark vom Geruchssinn beeinflußt werden. Unser Geruch ist so individuell wie ein Fingerabdruck, und wir sind ständig unbewußt auf der Suche nach dem Geruch, der wirklich zu uns paßt. Diese Analyse läuft sekundenschnell ab und wird ebenfalls vom Unterbewußtsein gesteuert.

Menschen, die einander nicht »riechen« können, sind nicht in der Lage, eine gemeinsame Beziehung aufzubauen – auf welcher Ebene auch immer.

Die Aromatherapie

Die Erkenntnisse über eine Verbindung des Geruchssinns mit dem Gehirn macht sich die Aromatherapie zunutze, denn naturreine ätherische Öle besitzen pharmakologische und kosmetische Wirkungen – das heißt, sie können heilen und verschönern.
Sie fragen sich jetzt sicher: Was genau sind ätherische Öle? Es ist sehr wichtig, diese Definition zu kennen: »Ätherisches

Öl« ist der exakte naturwissenschaftliche Begriff für einen pflanzlichen Stoff mit spezifischen chemischen und physikalischen Eigenschaften. Eine »Kräuteressenz« ist ein Produkt, das aus ätherischen Öldrogen gewonnen wird.

Dazu ein Beispiel: Sie kennen die Kamille, die seit Jahrhunderten dafür bekannt ist, daß sie Entzündungen lindert. Die Pflanze heißt Kamille, das ätherische Öl, das man aus der Kamille gewinnt, heißt Azulen. Die aus den Pflanzen gewonnenen Aromastoffe werden über den Geruchssinn aufgenommen und entfalten ihre spezifische Wirkung im Körper.

Öle inhalieren oder einatmen

Natürliche ätherische Öle können Sie im Rahmen der Ayurveda-Medizin als Duft – mit Duftlampen – tagsüber inhalieren oder auf Ihr Kopfkissen geben und im Schlaf einatmen. Damit Sie für Ihren individuellen Ayurveda-Konstitutionstyp das richtige Aroma finden, betrachten Sie die Übersicht Seite 64 ff. über die wichtigsten ätherischen Öle und ihre Wirkungen sowie ihre Zuordnung zu den drei Dosas.

Ätherische Öle können beruhigen und entspannen oder anregen und beleben. Stimulieren Sie Ihre Psyche mit den Duftölen!

Ätherische Öle

Wissenschaftlich nachgewiesen wurden folgende Eigenschaften natürlicher ätherischer Öle auf den menschlichen Körper:

- Sie stimulieren alle absondernden Drüsen.
- Sie regen die peristaltische Muskulatur an.
- Sie desinfizieren stark.
- Sie töten Keime ab.
- Sie beruhigen und entspannen.
- Sie regen an und sind belebend.
- Sie wirken auf die Psyche und die unbewußten, nicht vom Willen gesteuerten Handlungen.

So wirken ätherische Öle

ÄTHERISCHES ÖL	KÖRPERLICH	GEISTIG-SEELISCH	AUF DER HAUT
Bergamotte *Citrus auranthium bergamia*	Antiseptisch, fiebersenkend, entkrampfend, appetitanregend, verdauungsanregend	Antidepressiv, ausgleichend, aufmunternd	Reinigend, antiseptisch, desodorierend zusammenziehend
Eukalyptus *Eucalyptus globulus*	Antiseptisch, schleimlösend, krampflösend, fiebersenkend, blutreinigend	Stärkend, konzentrationsfördernd, anregend	Antiseptisch, regenerierend, desodorierend
Fenchel *Foeniculum vulgare dulce*	Verdauungsfördernd, schleimlösend, krampflösend	Entspannend, beruhigend	Durchblutungsfördernd, straffend
Geranium *Pelargonium odorantissimum*	Antibakteriell, wundreinigend, schmerzlindernd, zusammenziehend	Antidepressiv, beruhigend, harmonisierend, phantasieanregend	Bei entzündeter, gereizter Haut, Akne
Gewürznelke *Eugenia caryphyllata*	Antibakteriell, schmerzstillend, zusammenziehend, wundheilend, magenwirksam	Stärkend, aphrodisierend	Antibakteriell, wundheilend
Ingwer *Zingiber officinale*	Antibakteriell, krampfstillend, schmerzlindernd, blutdrucksenkend	Erwärmend, stärkend, aphrodisierend	Feuchtigkeitsregulierend

So wirken ätherische Öle

ÄTHERISCHES ÖL	KÖRPERLICH	GEISTIG-SEELISCH	AUF DER HAUT
Kamille, römische *Anthemis* *nobilis*	Fiebersenkend, wundheilend, schmerzstillend, krampfstillend	Beruhigend, entspannend, entkrampfend	Antibakteriell, entzündungs- hemmend
Lavendel *Lavendula vera*	Antiseptisch, krampflösend, schmerzlindernd, blutdrucksenkend, schlaffördernd, herzstärkend	Beruhigend, ausgleichend, aufbauend, anregend, erfrischend, reinigend	Insektenab- weisend, stark antibakteriell, heilend, entstauend
Orange, süß *Citrus aurantium* *dulcis*	Fiebersenkend, desinfizierend, verdauungsfördernd, herzstärkend, Galle/Niere/Blase anregend	Erheiternd, ausgleichend, erwärmend, sinnlich	Gegen Zellulitis, beruhigend, aufbauend, entstauend
Rose *Rosa damascena* *Rosa centifolia* *Rosa otto*	Antiseptisch, zusammenziehend, menstruationsfördernd, wundheilend, kühlend, krampflösend	Ausgleichend, sinnlich, antidepressiv	Klärend, erfrischend, zusammenziehend
Rosmarin *Rosmarinus* *officinalis*	Antiseptisch, krampflösend, anregend, herz-/leberstärkend, blutdrucksteigernd, blutzuckersenkend	Belebend, aufrichtend, bewußtseinsstärkend, Nerventonikum, strukturierend	Fördert Vernarbung und Heilung, antiseptisch

So wirken ätherische Öle

ÄTHERISCHES ÖL	KÖRPERLICH	GEISTIG-SEELISCH	AUF DER HAUT
Sandelholz *Santalum album*	Regenerierend, antiseptisch, schleim-/krampflösend	Ausgleichend, beruhigend, sinnlich, antidepressiv	Antibakteriell, entzündungshemmend, zusammenziehend
Thymian *Thymus vulgaris* *Thymus serpyllum*	Krampflösend, tötet Viren ab, appetitfördernd, potenzsteigernd, desinfizierend	Aufbauend, nervenstärkend, konzentrationssteigernd	Antiseptisch, wundheilend, entgiftend
Wacholder *Juniperus communis*	Desinfizierend, entgiftend, krampflösend, blutreinigend	Nervenstärkend, konzentrationsfördernd	Entwässernd, fördert Vernarbung und Heilung, anregend, reinigend
Zimtrinde *Cinnamomum ceylanicum*	Antibakteriell, krampflösend, verdauungsfördernd, magenstärkend	Wärmend, leicht sinnlich, nervenstärkend, kreativitätssteigernd	Antiparasitär, durchblutungsfördernd
Zitrone *Citrus limonum*	Antibakteriell, säureneutral, fiebersenkend, steigert die Abwehrkräfte	Anregend, klärend, erhellend, konzentrationsfördernd	Stark antibakteriell, straffend, desinfizierend, entschlackend

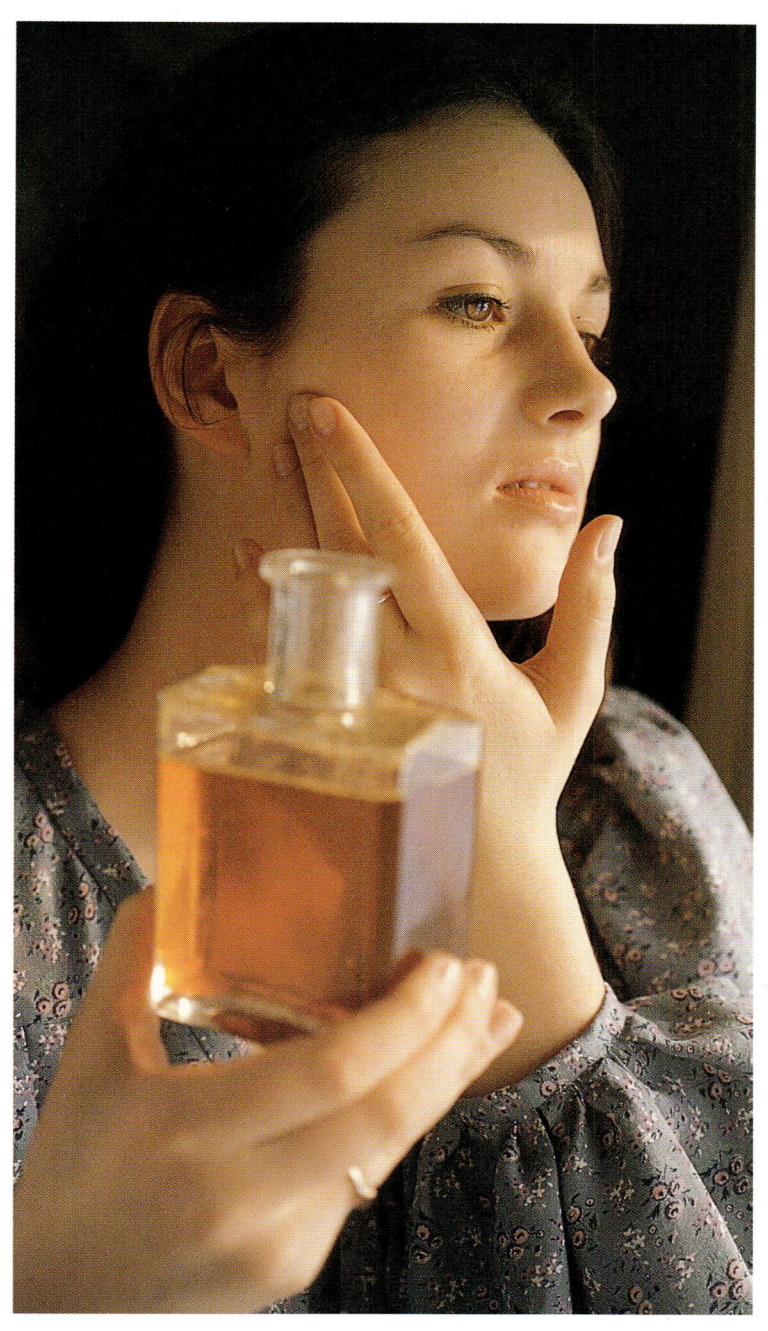

*Ätherische Öle werden
zahlreich angeboten.
Wichtig ist, daß Sie Ihren
ganz persönlichen Duftstoff
finden – er muß Ihrem
Konstitutionstyp entsprechen,
und die Wirkung
ist zu beachten!*

So finden Sie Ihr persönliches Öl

Sie können nun mit Hilfe der Tabelle Seite 64 ff. schnell die bei Ihnen wirksamen ätherischen Öle finden.

Verwenden Sie die ätherischen Öle immer sparsam! Pur lösen sie auf der Haut manchmal Allergien aus. Für eine Massage brauchen Sie nicht mehr als fünf Tropfen, die Sie dem Massageöl beifügen.

- Vata-Öle sind saure, süße und warme Duftkompositionen, die sich vor allem in Frucht- und Blütenessenzen finden: Grapefruit, Ingwer, Lavendel, Majoran, Mandarine, Melisse, Orangenblüte, Zimtrinde, Zypresse.
- Pitta-Öle sind kühlend und beruhigend wie z. B. Fenchel, Geranium, Kamille, Menthol, Pfefferminz, Rose, Rosenholz, Sandelholz, Thymian, Zitrone.
- Kapha-Öle wirken herb und würzig. Nehmen Sie z. B. Eukalyptus, Kampfer, Nelke, Rosmarin, Thymian, Wacholder.

Sie können sich auch eine individuelle Mischung aus ätherischen Ölen selbst herstellen. Es genügen jeweils zwei bis drei Tropfen pro Ölsorte, wenn Sie die Öle mit Wasser verdünnt in Ihrer Aromaduftlampe verwenden.

Öl zur Massage oder zum Abnehmen

Sollten Sie die Aromastoffe zur Massage in Ihrem Massageöl verwenden wollen, so nehmen Sie, wie bereits beschrieben, als Basisöl neutrales pflanzliches Öl wie Weizenkeimöl, Mandelöl oder Sesamöl. Wenn Sie beispielsweise 50 Milliliter Öl zur Verfügung haben, so geben Sie höchstens fünf bis sechs Tropfen ätherisches Öl – Ihrem Dosa entsprechend – dazu. Vorsicht: Wenn ätherische Öle pur oder stark konzentriert auf Haut und Schleimhaut aufgetragen werden, kann es zu allergischen Reaktionen kommen.

Ein Tip zum Abnehmen: Ätherische Öle, die sich beim Abnehmen besonders bewährt haben, sind Wacholder, Rosmarin und Ingwer.

Sportlich mit Ayurveda

Für den Fall, daß Sie sich auch sportlich nach ayurvedischen Gesichtspunkten betätigen möchten, hier einige Tips, den drei Haupttypen entsprechend.

Der sportliche Vata-Typ

Da der Vata-Typ schnell und beweglich ist, aber wenig Ausdauer besitzt, erlahmt er rasch.
Aktivitäten mit nur kurzen Energieintervallen, wobei es sich auch um ein längeres Training – z. B. Tanzen, Federball, Tennis etc. – handeln kann, sind ideal.

Wichtig:
Gönnen Sie sich Pausen beim Training, oder wählen Sie eine leichte, nicht zu belastende Sportart.

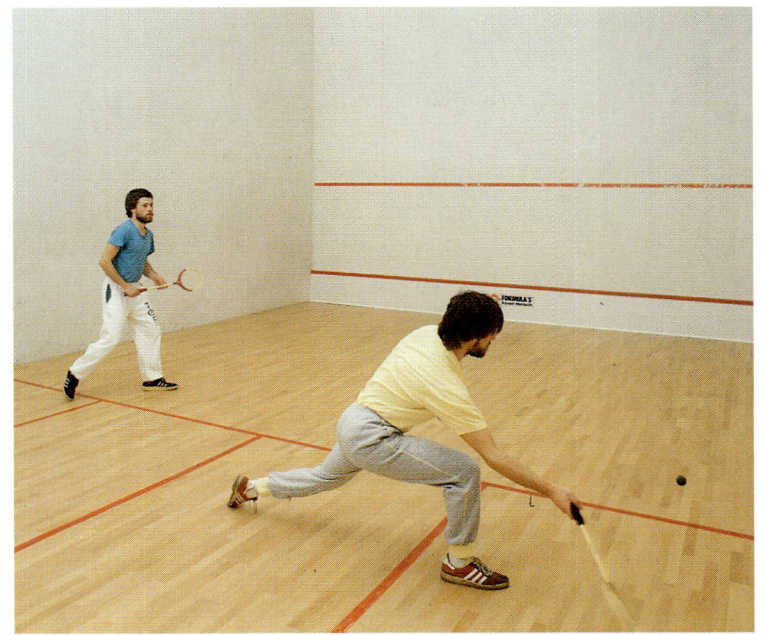

Tennis und Squash sind für den schnell beweglichen, aber auf Dauer ermüdenden Vata-Typ ideale Sportarten.

Der sportliche Pitta-Typ

Der Pitta-Typ ist schnell und wettkampffreudig. Es besteht allerdings für ihn die Gefahr, sich zu übernehmen, da er sehr ehrgeizig ist. Zielorientierte, individuelle Sportarten wie Jogging, Skifahren, Klettern oder Bodybuilding passen gut zu ihm.

Wichtig: Setzen Sie sich weniger unter Erfolgsdruck, und freuen Sie sich an der Bewegung.

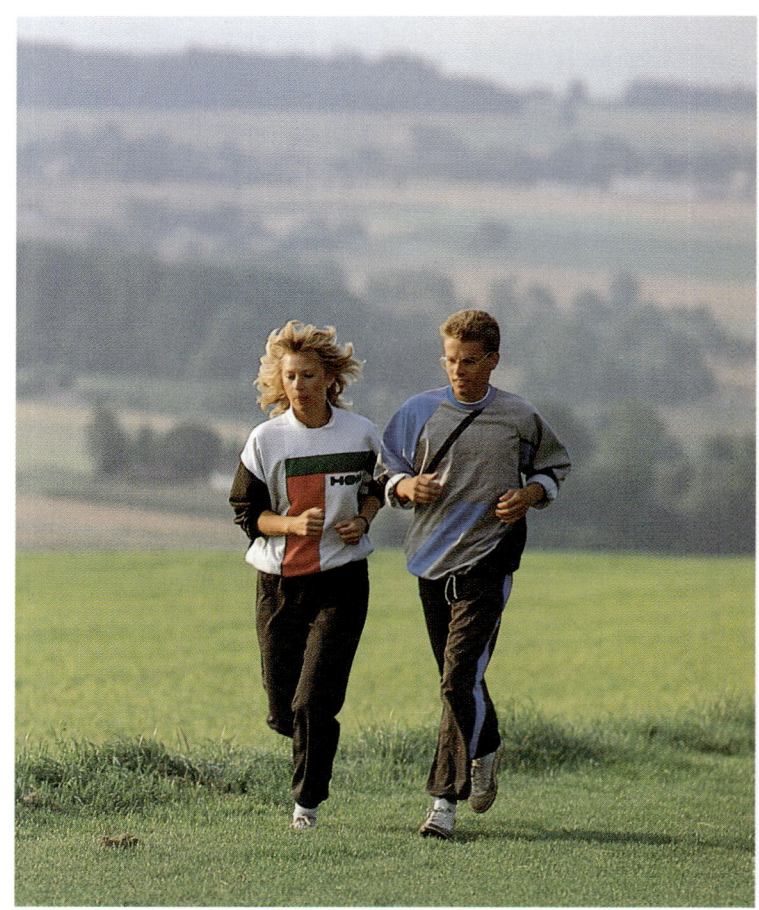

Pitta-Typen sind zielorientiert, und Jogging und Wandern sind bei ihnen beliebte Freizeitbeschäftigungen.

Der sportliche Kapha-Typ

Der Kapha-Typ ist ruhig, sitzt gern, hat Ausdauer und Stärke, aber zugleich leidet er an Schwierigkeiten mit der Trainingsroutine. Die Motivation muß er außerhalb des Sports suchen. Gemeinschaftserlebnisse in der Natur, Bergwandern, Schwimmen und alle Sportarten, die er in einem Team ausüben kann, werden ihn begeistern.
Wichtig: Wenn Sie wieder einmal zu bequem sind, treten Sie in eine Sportgruppe ein, da können Sie sich nicht so schnell drücken und werden von den anderen motiviert.

Die bewußte Ernährung

Sie wundern sich sicher, warum manche Menschen essen können, was und wieviel sie möchten, und kein Gramm dabei zunehmen. Andere scheinen die Speisen nur betrachten zu müssen und nehmen schon zu.

Was wir essen können, wann und wieviel, hängt von unserem individuellen Ayurveda-Konstitutionstyp ab. Da die Verdauungsprozesse bei Vata, Pitta und Kapha völlig unterschiedlich ablaufen, ist es von größter Notwendigkeit, das individuelle Dosa zu berücksichtigen.

Essen macht gesund

Bedenken Sie stets: Die Ernährung ist die Basis eines gesunden Körpers. Durch die richtige Nahrung erhalten Sie alle lebensnotwendigen Vitamine, Mineralien und Spurenelemente. Diese Wirkstoffe benötigt der Körper, um seine gesamten Energien zu aktivieren. Mangelnde Versorgung führt deshalb zu einer Disharmonie der notwendigen Stoffe im Körper, die sich später in Form von Erkrankungen zeigt.

Ohne eine gesunde, ausgewogene und dem Konstitutionstyp entsprechende Ernährung kann niemand langfristig gesund bleiben. Essen Sie bewußt!

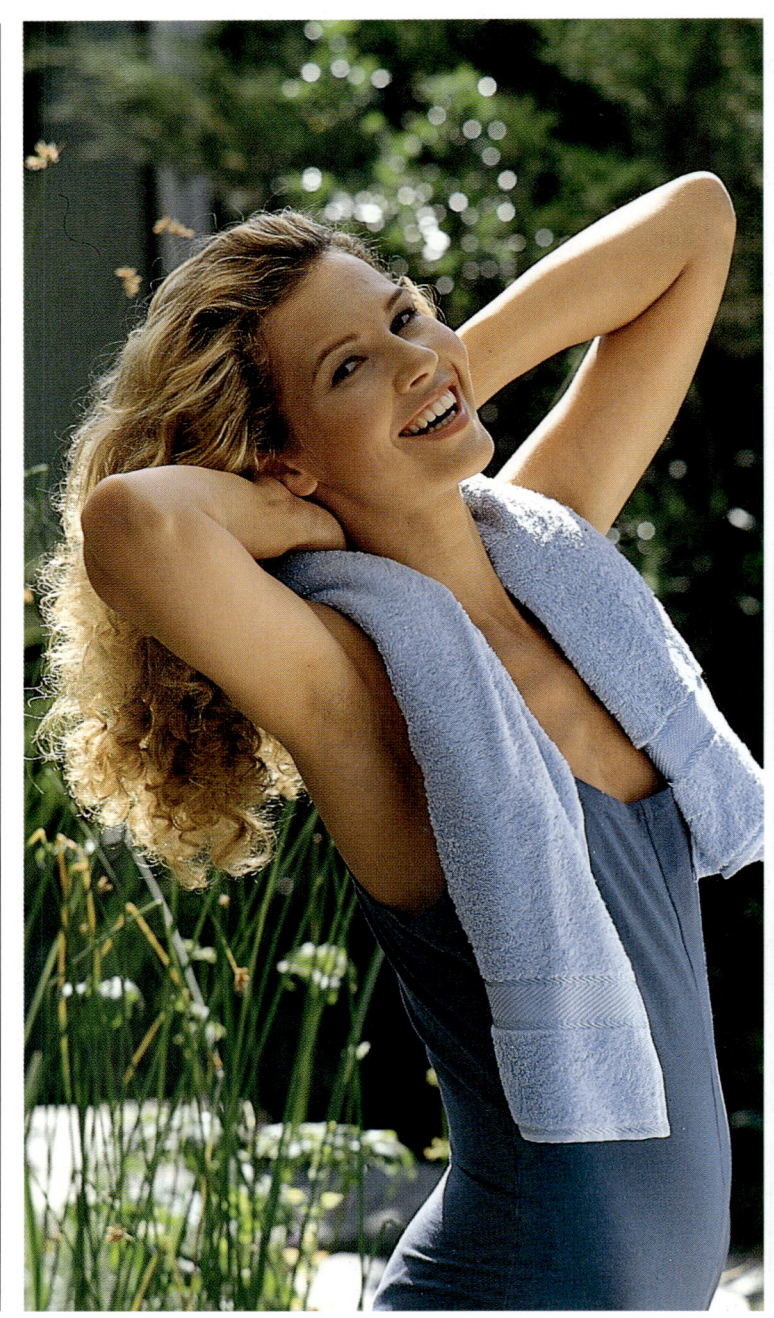

Nur eine typgerechte Ernährung verspricht dauerhaft eine schlanke Figur und ein attraktives Äußeres. Ernähren Sie sich überwiegend pflanzlich, essen Sie reichlich Milchprodukte, und reduzieren Sie Fleisch, Fisch und Eier.

Durch die richtige und den körperlichen Bedürfnissen angepaßte Ernährung kann Krankheiten und vorzeitigem Altern
vorgebeugt werden.

Die typgerechte Ernährung

Nachdem Sie Ihren individuellen Ayurveda-Konstitutionstyp
festgestellt und sich ein Bild von den sechs Geschmacksrichtungen und deren Auswirkungen sowie ihrer Zuordnung zu
den entsprechenden Dosas gemacht haben, ist es nun an der
Zeit herauszufinden, wie Sie sich am vorteilhaftesten
ernähren können.

Bei der Ayurveda-Ernährung werden die einzelnen Nahrungsmittel in drei Kategorien eingeteilt:

- **Kategorie I**
  Alle pflanzlichen Nahrungsmittel. Aus ihnen sollte Ihre
  Hauptnahrung bestehen!
- **Kategorie II**
  Alle tierischen Milchprodukte. Die brauchen sie notwen-
  dig, um Mangelerkrankungen vorzubeugen.
- **Kategorie III**
  Alle tierischen Produkte. Das sind Fleisch, Fisch, Eier und
  Meeresfrüchte, die Sie aber längst nicht so häufig wie die
  wesentlich wichtigeren pflanzlichen Nahrungsmittel und
  die Milchprodukte zu sich nehmen sollten.

Da die wenigsten von uns ihren Lebensunterhalt als Holz-
fäller, Zehnkämpfer oder Bergbauer verdienen und wir meistens zuwenig Kalorien verbrennen, aber trotzdem mehr
aufnehmen, hier folgende Empfehlung: Nehmen Sie täglich
60 Prozent der Lebensmittel der Gruppe I zu sich und
40 Prozent aus den Gruppen II und III. Achten Sie auf eine
ausgeglichene ayurvedische Ernährung.

**Ihre täglichen Mahlzeiten
sollten hauptsächlich aus
Salaten und Gemüse be-
stehen. Milchprodukte
müssen ebenfalls reichlich
vorhanden sein. Nur bei
Fleisch, Fisch und Eiern ist
Zurückhaltung empfeh-
lenswert.**

Wenn Sie mit Ayurveda schlank und fit werden möchten, denken Sie bitte immer daran, daß Übergewicht eine Kapha-Erscheinung ist. Pitta wird dadurch verringert. Berücksichtigen Sie dies bitte bei der Auswahl der Speisen und den ayurvedischen Behandlungsarten.

Ayurvedische Essensregeln

- Essen Sie nicht, wenn Sie keinen Hunger haben und unter Zeitdruck stehen.

- Alle vorangegangenen Mahlzeiten sollten erst verdaut sein.

- Lassen Sie sich Zeit beim Essen.

- Konzentrieren Sie sich auf Ihr Essen.

- Vermeiden Sie anstrengende und aufregende Tischgespräche.

- Kauen Sie die Nahrung gewissenhaft.

- Achten Sie – Ihrem Dosa entsprechend – auf ausgewählte Nahrung.

- Passen Sie die Nahrung der Jahreszeit an. Im Sommer sollten Sie mehr frische, kühlende und wasserhaltige Speisen zu sich nehmen. Im Winter bevorzugen Sie statt dessen warme, stärkende und süße Mahlzeiten.

- Essen Sie keine zu großen Portionen, lieber mehrere kleine.

- Versuchen Sie, möglichst immer zur gleichen Zeit zu essen.

- Essen Sie am besten nach 18 Uhr keine warmen, schweren Menüs mehr.

- Reduzieren Sie, soweit möglich, Kaffee, Alkohol und Nikotin.

- Vermeiden Sie abends tierisches Eiweiß wie Joghurt, Käse und dergleichen.

- Versuchen Sie, bei der Zusammenstellung der Speisen die sechs Geschmacksrichtungen zu berücksichtigen: scharf reinigt und ist stoffwechselanregend, herb wirkt zusammenziehend, salzig ist appetitanregend und wasseranziehend, süß regt die Verdauung an, bitter wirkt abführend und entgiftend, sauer regt die Sekretion der Speicheldrüsen an und leitet die Verdauung bereits im Mund ein.

Gleichen Sie die Dosas mit Ernährung aus

- Ernährung bei einer Vata-Disharmonie: Warme Speisen und Getränke, Geschmacksrichtungen sauer, salzig und süß. Schwere, ölige Speisen sind angebracht.
Essen Sie mehrere über den Tag verteilte, kleinere Mahlzeiten.
- Ernährung bei einer Pitta-Disharmonie: Kühle Speisen und Getränke mit den Geschmacksrichtungen süß, bitter und herb. Gehaltvolle und ölige Mahlzeiten in kontrollierten Mengen sind zweckmäßig, gleichzeitig sind ausreichend Salate und Gemüse wichtig.
- Ernährung bei einer Kapha-Disharmonie: Warme Speisen mit den Geschmacksrichtungen scharf, bitter und herb sowie leichte und trockene Speisen sind hilfreich. Essen Sie Salate und Suppen.

Ernährungsempfehlung für den Vata-Typ

Essen Sie
- Warme Gerichte, z. B. Suppen und Gemüseeintöpfe
- Leichtverdauliche, ballaststoffreiche Nahrung, weil Sie zu Verdauungsproblemen neigen
- Gemüse und Salate – vor allem: Kartoffeln, Rosenkohl, Zucchini, Tomaten, Erbsen, Spinat, alle Kohlarten, Gurken, Karotten, Zwiebeln, Spargel und Knoblauch
- Hülsenfrüchte: grüne Bohnen, Linsen, Sojabohnen und Tofu
- Getreide: Weizen und Reis
- Fleisch – besonders weißes Fleisch wie Huhn und Pute
- Fische und Meeresfrüchte
- Eier
- Milchprodukte: Milch, Joghurt, Butter, Sahne und Frischkäse
- Reifes und süßes Obst: Ananas, Aprikosen, Bananen, Bee-

Wenig und ruhig!
Ayurveda schreibt Ihnen keine Mengen vor. Nehmen Sie aber stets mehrere kleine Mahlzeiten über den Tag verteilt zu sich, essen Sie langsam, und konzentrieren Sie sich auf das Essen!

75

Der große und schlanke Vata-Typ ernährt sich am besten mit den Geschmacksrichtungen salzig, sauer und süß.

ren, Kirschen, Melonen, Orangen, Pfirsiche, Trauben und Zitronen

● Nüsse – alle, aber in Maßen

● Gewürze: Ingwer, Kardamom, Nelken, Senfkörner, Pfeffer, Zimt

● Als Süßigkeiten nur natürliche Produkte; süßen Sie auch nur mit natürlichen Süßstoffen

● Ihre Geschmacksrichtungen heißen salzig, sauer, süß

Einkaufsliste für den Vata-Typ

Lebensmittel

● Grüne Bohnen, Erbsen, Gurken, Karotten, Kartoffeln, Spargel, Spinat, Rosenkohl, Rotkohl, Tomaten, Weißkohl, Zucchini, Zwiebeln

● Linsen

● Weizen, Reis

● Pute, Hühnerfleisch, Wachteln, Fasan

● Fische, Krebse, Hummer, Muscheln

● Eier

● Milch, Käse, Butter, Sahne, Frischkäse

● Sojabohnen, Tofu

● Bananen, Melonen, Kirschen, Trauben, Ananas, Orangen, Aprikosen, Zitronen, Beeren, Pfirsiche

● Mandeln, Haselnüsse, Walnüsse

Gewürze

● Kardamom, Knoblauch, Ingwer, Pfeffer, Nelken, Senf, Zimt

Ätherische Öle

● Fenchel, Kamille, Lavendel, Orangen, Sandelholz, Wacholder

Meiden Sie

- Übermäßige Mengen Blumenkohl, Brokkoli, Eissalat, Endivien, Erbsen, Kopfsalat, Pilze, Rohkost, rohe Zwiebeln
- Hafer, Hirse, Mais und ungekochtes Müsli
- Schweinefleisch und Rindfleisch
- Alle aus Sauermilch hergestellten Produkte
- Äpfel, unreife, saure Birnen, Pflaumen sowie alle Trockenfrüchte
- Weißen raffinierten Zucker sowie übermäßigen Honiggenuß.

Meiden Sie

die Geschmacksrichtungen bitter, scharf und herb.

Ernährungsempfehlung für den Pitta-Typ

Essen Sie

- Salate und Gemüse: Blumenkohl, Erbsen, Gurken, Kartoffeln, Pilze, Sellerie, Wirsing
- Hülsenfrüchte: weiße und grüne Bohnen, Kidneybohnen, Mungobohnen und Sojaerzeugnisse
- Fleisch: Huhn, Truthahn und alle Wildgerichte
- Milchprodukte: (auch frische Milch ist erlaubt) ungesalzene Butter, Hüttenkäse
- Obst: Ananas, Bananen, Birnen, Feigen, Honigmelonen, Trauben und alle süßen Früchte
- Sonnenblumenkerne und Kokosnüsse
- Gewürze: Fenchel, Gartenkräuter, Safran, Zimt
- Keinen Honig, ansonsten sind alle Süßmittel erlaubt.

Ihre empfohlenen Geschmacksrichtungen sind süß, bitter, zusammenziehend und herb.

Der mittelkräftige Pitta-Typ ißt meist langsam und genießerisch. Süße, bittere und herbe Speisen sollte er bevorzugen.

Meiden Sie

Rote Bete, Chili, Karotten, scharfen Paprika, Peperoni, Radieschen, Rettiche

- Linsen
- Schweine- und Rindfleisch
- Alle Meeresfrüchte
- Quark, Käse, Joghurt, alle aus Sauermilch hergestellten Produkte
- Saure Früchte wie Orangen, Zitronen, Grapefruit und Pfirsiche
- Cashewnüsse
- Alle scharfen Gewürze wie Cayennepfeffer, Chili, Kümmel, Nelken, Paprika, Pfeffer
- Auf jeden Fall Honig.

Die Ihnen nicht zuträglichen Geschmacksrichtungen heißen salzig, sauer und scharf.

Schwein, Rind und alle Meeresfrüchte sind für den zu Verstopfung neigenden Pitta-Typ ebenso tabu wie alle sauren Speisen.

Einkaufsliste für den Pitta-Typ

Lebensmittel

- Blumenkohl, grüne Bohnen, Gurken, Kartoffeln, Pilze, Sellerie, Wirsing
- Huhn, Truthahn, Fasan
- Reh, Hirsch, Wildhase
- Kokosnüsse
- Milch, ungesalzene Butter, Hüttenkäse
- Sojaprodukte
- Ananas, Bananen, Birnen, Feigen, Honigmelonen, Trauben, alle süßen, reifen Früchte
- Frische Sonnenblumenkerne

Gewürze

- Fenchel, alle Gartenkräuter, Safran, Zimt

Ätherische Öle

- Fenchel, Ingwer, Mandarine, Orange, Rose

Ernährungsempfehlung für den Kapha-Typ

Essen Sie

- Salate und Gemüse: alle bitteren und herben Blattsalate, Chicorée, Kartoffeln, Radieschen, Rettich, Rosenkohl, Sojasprossen, Stangensellerie
- Alle Hülsenfrüchte außer Linsen
- Hafer, Hirse, Mais, Roggen und Weizen
- Huhn und Wild
- Scampis
- Milchprodukte: (auch fettarme Milch und Ziegenmilch sind erlaubt) Ziegenkäse, Schafskäse
- Obst: Äpfel, Aprikosen, alle Beerensorten, Birnen und alle getrockneten Obstsorten
- Kürbiskerne
- Scharfe Gewürze wie Ingwer, Knoblauch, Nelken, Paprika, Pfeffer, Zimt
- Alle Honigsorten (für den Kapha-Typ zum Süßen am besten geeignet).

Die für Sie empfohlenen Geschmacksrichtungen lauten scharf, bitter und herb.

Meiden Sie

- Gurken, Kürbis, Tomaten, Zucchinis
- Weiße Bohnen und Linsen
- Sojaprodukte
- Schweine- und Rindfleisch, Lammfleisch und alle Meeresfrüchte
- Ananas, Bananen und Datteln, Feigen, Melonen, Orangen
- Alle Nußsorten
- Auf jeden Fall Salz
- Zucker und Sirup.

Die Ihnen nicht bekömmlichen Geschmacksrichtungen heißen salzig, süß, sauer.

Der vollschlanke und zu Zellulitis neigende Kapha-Typ sollte sich von bitteren und herben Salaten oder Gemüsen, fettarmen Milchprodukten und gelegentlich von Huhn oder Wild ernähren.

Die geeigneten Geschmacksrichtungen für den Kapha-Typ lauten scharf, bitter und herb. Ingwer, Knoblauch, Paprika und Pfeffer sind ideale Gewürze.

Einkaufsliste für den Kapha-Typ

Lebensmittel

- Alle herben und bitteren Blattsalate, Chicorée, Kartoffeln, Radieschen, Rettich, Rosenkohl, Sojasprossen, Stangensellerie
- Weiße Bohnen, alle Hülsenfrüchte
- Hafer, Hirse, Mais, Roggen und Weizen
- Huhn, Wild
- Scampis
- Fettarme Milch, Ziegenmilch und Ziegenmilchprodukte, Schafskäse
- Äpfel, Aprikosen, alle Beerensorten, Birnen, alle getrockneten Früchte
- Kürbiskerne

Gewürze

- Ingwer, Knoblauch, Nelken, Paprika, Pfeffer, Zimt

Ätherische Öle

- Bergamotte, Nelke, Pfefferminze, Rosmarin, Thymian

Finden Sie Ihren persönlichen Ernährungsplan

Nachdem Sie jetzt eine genaue Übersicht über die Ernährungsempfehlungen der einzelnen Ayurveda-Konstitutionstypen haben, können Sie einen individuellen und schmackhaften Ernährungsplan aufstellen. Machen Sie sich eine Einkaufsliste für die Lebensmittel, Gewürze und Duftöle, die Sie brauchen. Sie werden sehen, es wird Ihnen Spaß bereiten, mit einem neuen Leben im Sinn der Ayurveda-Lehre anzufangen. Schon in kurzer Zeit wird sich die

Ernährungsumstellung positiv bemerkbar machen, und die neue Zusammenstellung der Speisen wird Ihnen selbstverständlich werden.

Das Wichtigste: Essen Sie nur, was Ihrem Ayurveda-Konstitutionstyp entspricht, alle übrigen Nahrungsmittel meiden Sie.

Gesund abnehmen

Bitte denken Sie daran, daß Sie bei Erkrankungen unbedingt einen Arzt oder erfahrenen Ayurveda-Therapeuten konsultieren sollten. Behandeln Sie sich nicht selbst. Vergessen Sie nie, das Thema lautet »Schlank und fit durch Ayurveda« – dies setzt einen gesunden Körper voraus.

Haben Sie aber mit sich und Ihrem Körper auch etwas Geduld, erwarten Sie keine Wunder, vor allem nicht nach einer Woche. Sie werden, wenn Sie sich an alle Empfehlungen halten, frühestens nach zwei bis drei Wochen einen sichtbaren und spürbaren Effekt erzielen.

Bewußt atmen – mit Yoga

10000 bis 3000 vor Christus beschäftigten sich bereits die Chinesen intensiv mit dem Geist, den vielfältigen Wegen des Bewußtseins, der Medizin und der Akupunktur. Sie erforschten sorgfältig die unermeßlichen Energien und Lebenskräfte im Menschen selbst.

Ohne Atem kein Leben. Aber machen Sie sich Ihre Atmung einmal bewußt! Dabei hilft Ihnen Yoga.

Auch die Wirkung der Meditation wurde gründlich untersucht. Es wurden bestimmte Techniken, Prinzipien und Rituale festgelegt. Noch während der Anfangszeit dieser Forschungen wurden acht grundlegende Körperübungen entwickelt. Ihr Ziel war es, den Menschen zu einem höheren Be-

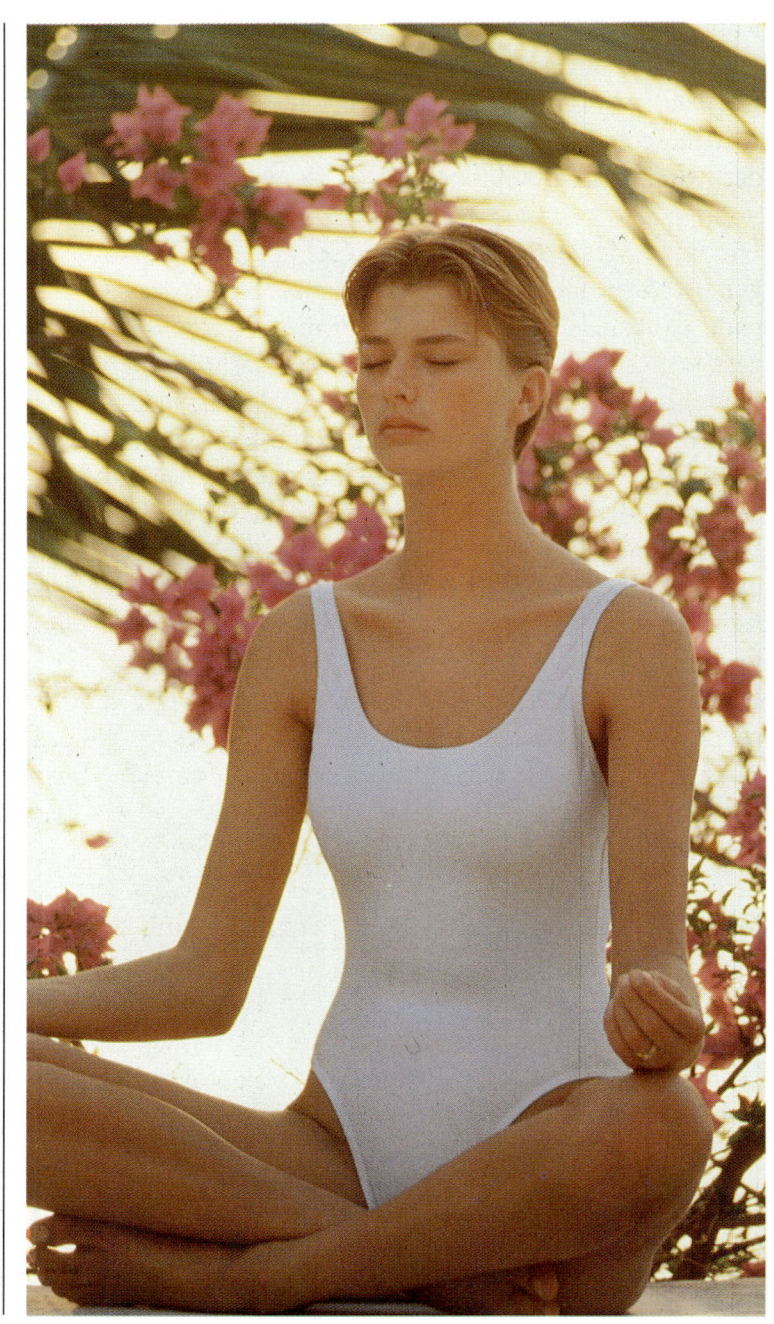

*Die Lehre des Yoga
vermittelt den Einstieg
in eine bewußte und
natürliche Atmung:
die Bauchatmung.
Nur so können Sie die inneren
Organe samt Herz
massieren und damit
aktivieren.*

wußtsein zu verhelfen. Die Inder und Chinesen sahen eine selbstverständliche Verbindung des Universums mit dem Körper. Das führte zu einer Harmonie des Ganzen; sie schenkten dem Körper, der Gesundheit, den Energien sowie der Ethik große Beachtung.

Die beste Methode, Körper und Geist in Einklang zu bringen, ist Yoga. Durch die verschiedenen Übungen, die sogenannten Asanas, können Sie das erreichen. Ihr Körper wird gestärkt, die Muskulatur aktiviert, die Wirbelsäule, das gesamte Knochengerüst wird gefestigt, die inneren Organe werden angeregt, die Haut wirkt straffer, Ihre Augen bekommen mehr Glanz. Sie sind schließlich ruhiger und ausgeglichener. Bedenken Sie: Unsere äußere Haltung spiegelt unser Inneres wider – und umgekehrt. Unser Gang, unsere Gestik und Mimik, unsere gesamten Bewegungen werden vom Unterbewußtsein gesteuert und drücken unsere innersten Empfindungen aus.

Durch Yoga können wir unseren Körper und unsere Gefühle wieder bewußt erleben und in ein Gleichgewicht bringen. Auch unserer Gesundheit nützt das. Es gibt viele Yoga-Asanas. Unabhängig davon, welche spezielle Art des Yoga Sie ausüben möchten, ob Sie die Übungen allein oder in einem Kurs mit anderen machen wollen, der Schlüssel des Erfolgs ist immer das Atmen – beim Yoga Pranayama genannt.

Yoga-Übungen heißen Asanas. Mit ihnen stärken Sie den ganzen Körper, regen einzelne Organe an und werden ausgeglichener.

Atem ist Leben

Prana bedeutet Lebensenergie. Es ist die Energie, die die Antriebskraft all unseres Handelns ist. Prana ist Leben und Bewußtsein zugleich. Atem aber ist nichts anderes als Prana. Und Atmung ist lebensnotwendig. Wenn wir atmen, reinigen wir Körper, Geist und Seele. Atem ist also Leben.

Ist Ihnen bewußt, daß wir fast alle nicht mehr richtig atmen können? Besonders bei Anspannung und Streß atmen wir mit dem Zwerchfell, das heißt, die Brust hebt und senkt sich. Sehen Sie sich einmal die Atmung bei Babys und Tieren an. Sie atmen natürlich – mit dem Bauch.

Die Bauchatmung ist die natürliche Art zu atmen. Beobachten Sie einmal Ihre eigene Atmung. Wenn Sie sich dabei ertappen, mit dem Zwerchfell zu atmen, so sollten Sie Ihre Atmung umstellen!

Die Bauchatmung

Bei der Bauchatmung werden die Bauchorgane und das Herz massiert, denn das Zwerchfell hebt und senkt sich. Das können Sie kontrollieren, wenn Sie beim Atmen eine Hand auf den Bauch legen.

Sie atmen bei geschlossenem Mund durch die Nase ein. Wenn Sie wieder ausatmen, hebt sich das Zwerchfell und massiert das Herz, der Bauch zieht sich zusammen. Beim Einatmen dehnt sich der Bauch – Sie können das sehen, und Sie können zur Kontrolle am Anfang die Hände auf den Bauch legen -, das Zwerchfell senkt sich und massiert die Bauchorgane, also:

- Einatmen
- Atem anhalten
- Ausatmen.

Dies ist für Sie am Anfang vielleicht etwas ungewohnt und wirkt unnatürlich. Aber wenn Sie diese Atmung regelmäßig durchführen, werden Sie sehen, wie sie Ihnen immer selbstverständlicher erscheint. Übrigens werden Sie damit in Streßsituationen wesentlich entspannter und souveräner reagieren, weil Sie sich durch das Atmen besser entspannen und entkrampfen können.

Transzendentale Meditation

Eine Form der Entspannung, die bis heute in Indien weitergegeben wird, ist die transzendentale Meditation. Mit dieser

Technik ist es möglich, in tiefere Bereiche des Bewußtseins eindringen. Sie versenken sich in Ihr eigenes Selbst und gelangen dadurch zu höherer Erkenntnis über sich selbst und die Dinge um Sie herum.

Wichtig ist es, die Meditation regelmäßig – am besten morgens – zu machen. Sie brauchen dazu einen ruhigen Raum und etwa 20 Minuten Zeit.

Während der Meditation sollten Sie auf keinen Fall gestört werden, weder durch Lärm noch durch Unterbrechungen. Auch empfiehlt es sich, die Meditation am offenen Fenster oder im Sommer im Freien durchzuführen; die frische Luft wird Ihnen bei der Versenkung in das eigene Selbst guttun.

So meditieren Sie

- Ihre Haltung sollte bequem sein; entweder Sie sitzen auf einem Stuhl oder im Schneidersitz am Boden. Sie können natürlich auch ganz klassisch im Lotussitz meditieren.
- Ihre Handflächen sollten nach oben zeigen, so wie Sie es sicher schon öfter bei manchen Buddha-Abbildungen gesehen haben. Die korrekte Haltung sorgt dafür, daß Sie die acht psychischen Bahnen des Körpers positiv beeinflussen.
- Wenn Sie sich erst seit kurzem mit Meditation befassen, dann sollten Sie mit geschlossenen Augen meditieren.
- Achten Sie auf die richtige Atmung – die Bauchatmung (siehe Seite 84).
- Konzentrieren Sie sich auf ein beliebiges Objekt oder ein Objekt Ihrer Wünsche, und halten Sie es vor Ihr geistiges Auge.
- Anfänger sollten am Anfang nicht länger als fünf bis zehn Minuten meditieren, weil sie sonst zuviel Energie verbrauchen und sehr schnell erschöpft sind.

Eine bewußte Bauchatmung und regelmäßige Meditation führen zu innerer Ruhe und einem ausgeglicheneren Leben. Wenn dann Streß aufkommt, reagieren Sie gelassener.

Untersuchungen haben ergeben, daß es während der Meditation zu einem Gleichklang der rechten und linken Gehirnhälfte kommt. Ähnliche Gehirnwellenaktivitäten findet man in besonders kreativen und glücklichen Momenten. Mit regelmäßiger Meditation können Sie demnach positiv auf die Zellregeneration, die geistige und körperliche Erholung, den Abbau von Streßfaktoren sowie die Aufrechterhaltung der Immunabwehr einwirken. Meditation macht Sie letztlich schöner, jünger und gesünder.

Schlanksein beginnt im Kopf

Lästiges Kalorienzählen ist bei Ayurveda überflüssig. Ernähren Sie sich Ihrem Konstitutionstyp entsprechend, und seien Sie überzeugt davon, daß Sie abnehmen werden.

Sicherlich gab es schon einige Situationen in Ihrem Leben, in denen Sie etwas unbedingt wollten und es am Ende auch bekamen. Sie haben erfahren, daß ein Wunsch in Erfüllung geht, wenn Sie wirklich intensiv wünschen.

Sie können alles erreichen, wenn Sie es tatsächlich wollen! Voraussetzung dafür ist, daß Sie etwas für sich wollen. Lassen Sie Ihre Wünsche deshalb in Zukunft regelmäßig Wirklichkeit werden!

Der Plan wird Wirklichkeit

Ihre innere Einstellung bestimmt Ihr Äußeres. Wenn Sie sich wirklich wünschen, mit Ayurveda schlanker und fit zu werden, und Sie von dieser Methode überzeugt sind, dann ist es an der Zeit, Ihre Wünsche zu visualisieren.

Stellen Sie sich immer wieder bildhaft vor, wie schlank und fit Sie gern aussehen möchten. Programmieren Sie Ihr Unterbewußtsein so, als ob Sie Ihr Ziel bereits erreicht haben. Stellen Sie sich vor, daß Sie in Ihrer Lieblingsboutique das von Ihnen heiß ersehnte, blaue Kostüm in Ihrer Wunschgröße aussuchen. Stellen Sie sich weiterhin vor, wie Sie sich gerade vor einem großen Spiegel betrachten. Das Kostüm sitzt wie angegossen, keine Falte zwickt, loser Stoff fällt gerade, ohne zu spannen. Sie gefallen sich, Sie sind glücklich, schlank und attraktiv zu sein. Sie kaufen und verlassen erhobenen Hauptes das Geschäft. Die Herren stellen sich ihre Version vor: ein neues Sakko, einen neuen Anzug oder einen schicken Tennisdress.

Setzen Sie sich das Ziel, schlank zu werden. Und stellen Sie sich einen Plan auf, in welcher Zeit Sie wie viele Kilos abnehmen wollen. So erleben Sie motivierende Teilerfolge.

So realisieren Sie Ihre Ideen erfolgreich

Mit Hilfe von sieben Schritten können Sie lernen, Ihre Vorstellungen, Hoffnungen und Wünsche ganz gezielt zu realisieren.

1. Schritt
Schreiben Sie jede Idee sofort auf. So werden aus Ihren Ideen Ziele.

2. Schritt
Beschaffen Sie sich Informationen. Fragen Sie sich: Sind die gesteckten Ziele erreichbar?

3. Schritt
Planen Sie. Das heißt, Sie müssen die Gesamtaufgabe in Teile zerlegen.

4. Schritt
Prüfen Sie Ihre Ziele kritisch. Sind es wirklich Ihre Ziele? Wie werden Sie sich fühlen, wenn Sie das Ziel erreicht haben? Schadet die Realisierung jemandem?

5. Schritt
Handeln Sie! Halten Sie sich dabei an Ihren Plan.

6. Schritt
Suchen Sie sich für Ihr Vorhaben Verbündete.

7. Schritt
Durch Selbstkontrolle gelangen Sie zum Ziel. Motivieren Sie sich – nichts ist so ermutigend wie der Erfolg!

Ihre Vision geht weiter. Sie haben sich mit Ihren besten Freundinnen und Feindinnen in einem Restaurant verabredet. Lassen Sie jetzt Ihren großen Auftritt geistig vor Ihrem Auge vorüberziehen. Sie sehen alle Personen, die im Restaurant sitzen. Sie spüren die Blicke auf Ihrer Haut. Sie gehen locker und majestätisch zugleich zu Ihrem reservierten Platz.

Genießen Sie die bewundernden Blicke. Ihre positive Veränderung wird natürlich von Ihren Bekannten längst registriert worden sein. Sie werden Komplimente bekommen. Sie werden auch bei einigen eisiges Schweigen und Ignoranz registrieren. Werten Sie dies als großes Kompliment! Sie wissen

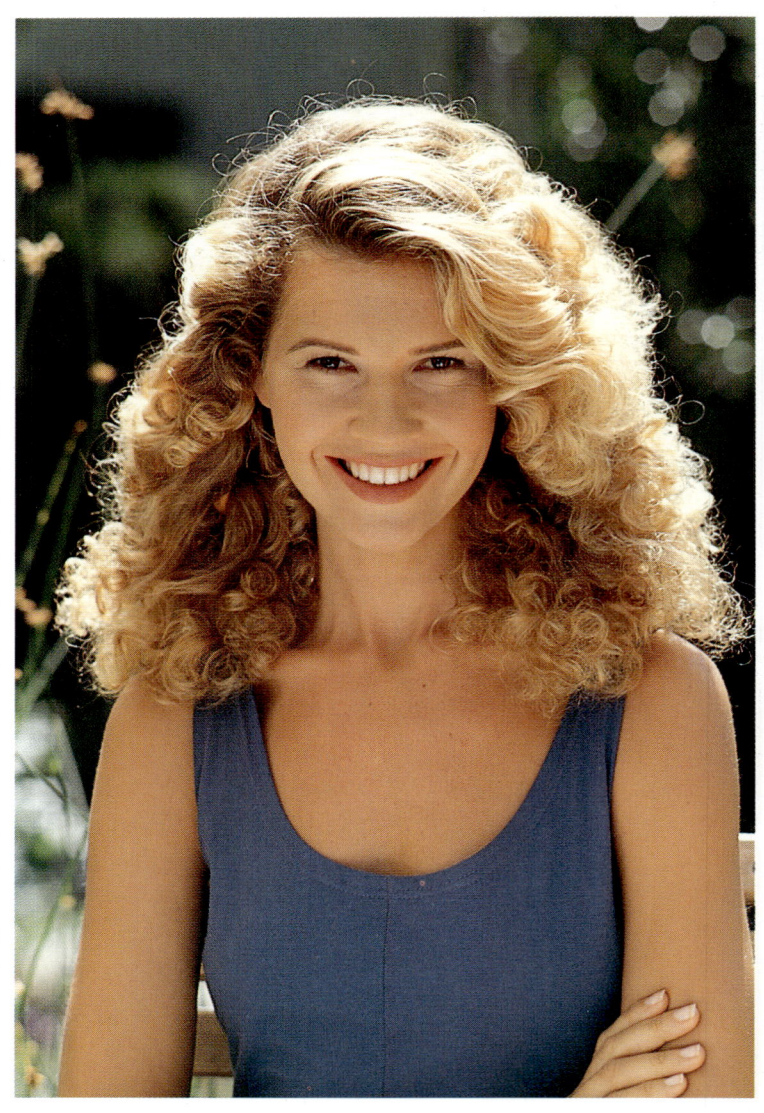

Schlanksein beginnt im Kopf.
Stellen Sie sich vor,
wie Sie plötzlich schlank
und fit werden,
wie neue Kleider wieder
Freude machen,
Sport zum Vergnügen wird.

ja, Neid und Eifersucht muß man sich hart erkämpfen, nur Mitleid bekommt man umsonst.

So können Sie Ihr Unterbewußtsein programmieren. Auch die meisten Sportler würden ohne solche Visionen kaum Erfolge erzielen. Denn Körper und Geist sind eine Einheit. Es reicht nicht, nur die Muskeln zu trainieren, auch der Geist muß geschult werden. Ein Skirennläufer z. B. stellt sich jede Biegung, jedes Slalomtor, jede kleine Kurve der Strecke immer wieder geistig vor – und sieht sich im Geist schon auf dem Siegerpodest stehen.

Diese Visionen können Sie ebenfalls anwenden – auf alle Lebensbereiche. Probieren Sie es jetzt erst einmal bei Ihrer Wunschfigur aus.

Abnehmen mit dem Zeitplan

Machen Sie sich einen Plan, und legen Sie fest, wieviel Gewicht Sie abnehmen möchten und in welchem Zeitraum. Dann zerlegen Sie diese Maßeinheit in bestimmte Zeitintervalle: z. B. abzunehmendes Gewicht pro Tag, pro Woche oder pro Monat. Das schreiben Sie auf. Kontrollieren Sie anhand Ihres Plans sehr sorgfältig, was Sie schon geschafft haben.

Setzen Sie sich keine utopischen Ziele! Bleiben Sie realistisch, machen Sie sich einen Zeitplan zum Abnehmen, und kontrollieren Sie jede Woche.

Sie sehen, es wird Ihnen Freude bereiten, den stetigen Erfolg zu beobachten. Deshalb sollten Sie sich bei Teilerfolgen auch immer belohnen, z. B. mit einem Buch, einem Theater- oder Konzertbesuch, einem Termin bei der Kosmetikerin usw. Und visualisieren Sie bitte ständig Ihr Ziel neu.

Wenn Sie schließlich Ihr Ziel erreicht haben, werden Sie sehen, daß Sie es ohne Kasteiung und Druck geschafft haben, allein durch eine veränderte innere Einstellung, die eine Änderung der früheren Lebensweise auslöst. Diese gesündere

Stellen Sie sich einen
solchen Abnahmeplan auf,
und erfüllen Sie ihn ganz
nach Ihren persönlichen
Bedürfnissen;
dies hier ist nur
ein Beispiel.

Ihr Zeitplan zum Abnehmen			
DER 1. MONAT	ABNAHMEZIEL	FITNESS	BELOHNUNG
Montag			
Dienstag		Squash/Tennis	
Mittwoch			
Donnerstag			
Freitag		Squash/Tennis	
Samstag		Joggen	
Sonntag	1 Kilo	Schwimmen	Kinobesuch
Montag			
Dienstag			
Mittwoch		Joggen	
Donnerstag			
Freitag			
Samstag		Wandern	
Sonntag	0,5 Kilo		Fest mit Freunden
Montag			
Dienstag		Gymnastik	
Mittwoch			
Donnerstag			
Freitag		Gymnastik	
Samstag		Fahrradtour	
Sonntag	1 Kilo	Schwimmen	
Montag			Einkaufsbummel
Dienstag		Squash/Tennis	
Mittwoch			
Donnerstag			
Freitag		Joggen	
Samstag			
Sonntag	1,5 Kilo	Fahrradtour	Lieblingsspeise

und bewußt ganzheitliche Lebensweise werden Sie sicher auch in Zukunft beibehalten. Dann kommt es auch nicht mehr zu einem Rückfall wie bei den üblichen Diäten, bei denen nach wochenlanger Reduktionskost und strenger Disziplin am Ende doch wieder die überflüssigen – oder sogar noch mehr – Kilos auf der Waage landen.

Abnehmen macht Spaß

Tun Sie während des Abnehmens alles, was Spaß macht. Verzichten Sie nicht auf geliebte Genüsse. Berücksichtigen Sie nur Ihren individuellen Ayurveda-Konstitutionstyp, und leben Sie danach.

Da Sie diese innere Haltung auch nach außen ausstrahlen, werden Sie jünger, fitter, attraktiver und zufriedener auf Ihre Umwelt wirken. Menschen mit dieser positiven Ausstrahlung haben nachweislich mehr Erfolg im Leben. Es besteht nämlich ein direkter Zusammenhang zwischen Attraktivität, positiver Selbstpräsentation und beruflichem Erfolg.

Attraktiven Menschen traut man mehr zu, und sie erhalten anspruchsvollere Aufgaben.

Das geht so weit, daß man in den USA Topmanagern bei den Einstellungsgesprächen nahelegt, auf ihre Gesundheit und auf ihr Gewicht zu achten. Denn wer seinen Körper vernachlässigt und zu Übergewicht neigt, dem unterstellt man allgemein Disziplinlosigkeit, und damit wird er für den Arbeitgeber zu einem Risiko. Denn eine Erkrankung und der damit verbundene Ausfall der Arbeitskraft sind mit Kosten für die Firmen verbunden. So achten gerade Topkräfte auf ihre Gesundheit und ihre persönliche Ausstrahlung, denn sie wissen genau, wie wichtig die positive Wirkung für ihre Umwelt und ihre eigene erhöhte Lebens- und Leistungskraft ist.

Abnehmen muß keine Qual sein! Mit Hilfe von Ayurveda werden Sie zufrieden und ausgeglichen abnehmen können. Probieren Sie es aus.

Der Vata-Typ nimmt ab				
NAHRUNGS-MITTEL	FRÜHSTÜCK	MITTAGESSEN	ZWISCHEN-MAHLZEIT	ABENDESSEN
Gemüse		Karotten, Zucchini		
Salat				Gurken, Tomaten
Hülsenfrüchte			Linsensalat	
Getreide	Weizenflocken	Reis		
Fleisch		Huhn		
Fisch				
Eier				
Milchprodukte	Joghurt	Käse		Frischkäse
Obst	Orangen, Beeren	Trauben	1 Banane	
Nüsse	Haselnüsse			

Der Vata-Konstitutionstyp ist von Natur aus eher schlank und hat selten Probleme mit der Figur. Dennoch kann er seine Gesundheit mit Ayurveda unterstützen.

Individuell genießen und abnehmen

Wenn Sie ein Vata-Typ sind und mit Hilfe der Ayurveda-Ernährung abnehmen möchten, dann orientieren Sie sich an den Ernährungsempfehlungen (siehe Seite 75 f.), und stellen Sie sich einen täglichen Plan für Ihre Mahlzeiten auf. Das Beispiel zeigt Ihnen, wie er aussehen könnte.

Wenn Sie in der Frühe ein Müsli schätzen, dann können Sie es mit nichtraffiniertem braunen Zucker oder Honig süßen. Das Mittagessen würzen Sie vielleicht mit Ingwer oder Senf und Pfeffer. Mögen Sie auch Knoblauch am abendlichen Salat? All diese Gewürze passen zu Ihrem Typ.

Der richtige Duft hilft beim Abnehmen

Wenn Sie noch ein übriges für Ihr Wohlbefinden tun möchten, dann lassen Sie tagsüber Lavendel, Orangenblüten oder Sandelholz in einer Aromalampe verduften. Wer in einem Büro arbeitet, kann die für ihn passenden Düfte natürlich auch abends einatmen.

Der Pitta-Typ nimmt ab				
NAHRUNGS-MITTEL	FRÜHSTÜCK	MITTAGESSEN	ZWISCHEN-MAHLZEIT	ABENDESSEN
Gemüse		Pilze, Kartoffeln		
Salat			Sellerierohkost	
Hülsenfrüchte				Kidney-bohnensalat
Getreide				Sonnenblumen-brot
Fleisch		Wild		
Fisch				
Eier				
Milchprodukte	Hüttenkäse		Frische Milch	Ungesalzene Butter
Obst	Ananas, Melonen, Trauben	Süße Früchte	1 Birne	
Nüsse				

Der persönliche Geschmack entscheidet

Natürlich bestimmen Ihr persönlicher Geschmack und die gerade frisch auf dem Markt angebotenen Nahrungsmittel diese täglichen Essenspläne. Sie können die Gemüse- und Salatsorten ebenso austauschen wie Fleisch und Fisch. Nur achten Sie darauf, was Sie als Pitta-Typ besser meiden sollten (Seite 77 f.).

Probieren Sie einmal frische Sonnenblumenkerne auf dem Salat; das ist eine ideale leichte Mahlzeit für Ihren Konstitutionstyp. Auch mit Milch, Milchprodukten und Hüttenkäse müssen Sie nicht sparen. Fleisch kaufen Sie dagegen nur selten ein. Alles Salzige, Saure und Scharfe ist Ihnen nicht zuträglich und würde Unwohlsein oder Krankheiten nur verschlimmern. Würzen Sie deshalb nicht mit Pfeffer, Chili, Paprika.

Wenn Sie als Pitta-Typ Appetit auf Süßes verspüren, dann greifen Sie nach süßen Früchten. Süßen Sie mit wenig Zucker, aber meiden Sie Honig.

Der Kapha-Typ nimmt ab				
NAHRUNGS-MITTEL	FRÜHSTÜCK	MITTAGESSEN	ZWISCHEN-MAHLZEIT	ABENDESSEN
Gemüse		Chicorée		
Salat				Sojasprossen, Radieschen, Blattsalate
Hülsenfrüchte				
Getreide	Roggenbrot	Maisplätzchen		
Fleisch				
Fisch		Scampis		
Eier	1 Ei			
Milchprodukte	Fettarme Butter		Ziegenmilch	Schafskäse
Obst	Aprikosen-marmelade	Aprikosen	1 Apfel	
Nüsse				Kürbiskerne

Kapha-Typen neigen zu Übergewicht und sollten sich daher einen strengeren Ernährungsplan auferlegen. Doch Genuß ist damit nicht verboten: Nehmen Sie mageres Huhn, Wild oder Scampis!

Typgerecht von morgens bis abends

Wie alle diese Tagespläne ist auch dieser für den Kapha-Typ nur ein Beispiel. Sicher wird auch nach kurzer Zeit ein fester schriftlicher Plan gar nicht mehr notwendig sein. Gleichgültig, ob Sie sich mittags für Huhn, Wild oder Scampis entscheiden, ob Sie abends ein warmes Gemüse oder einen knackigen Salat bevorzugen – immer werden die jahreszeitlich bedingt frisch angebotenen Lebensmittel, Ihr persönlicher Geschmack und natürlich bei manchen Speisen auch der Geldbeutel mitreden.

Bitte etwas schärfer!
Als Kapha-Typ helfen Ihnen alle scharfen Gewürze: Greifen Sie daher bei Ingwer, Pfeffer, Paprika und auch Knoblauch kräftig zu.

Über die Autorin

Dagmar Heinke, Heilpraktikerin in Nürnberg, beschäftigt sich vor allem mit Hauterkrankungen, Akne und Allergien. Ihre Spezialgebiete sind Ayurveda-Medizin, Akupunktur und Farbheilung. Nicht nur im Inland, sondern auch in Österreich, Spanien, Frankreich, in der Schweiz und der Türkei hält sie Seminare zu diesen Themen ab.

Literatur

Brunner, Uschi/Hanewald, Ruth: Yoga und Ayurveda: Walter-Verlag. Solothurn 1994

Chopra, Deepak: Die heilende Kraft. Ayurveda, das altindische Wissen vom Leben und die modernen Naturwissenschaften. Gustav Lübbe Verlag. Bergisch Gladbach 1990

Keudell, Theodor von: Die sanfte Heilkunst Ayurveda. Verlagsunion Pabel und Moewig. Rastatt 1987

Ranade, Subhash: Ayurveda. Wesen und Methodik. Karl F. Haug Verlag. Heidelberg 1994

Wolz-Gottwald, Eckard: Heilung aus der Ganzheit. Hinder und Deelmann Verlag. Gladenbach 1991

Verma, Vinod: Ayurveda - Der Weg des gesunden Lebens. Scherz-Verlag. Bern 1992

Hinweis

Das vorliegende Buch ist sorgfältig erarbeitet worden. Dennoch erfolgen alle Angaben ohne Gewähr. Weder Autorin noch Verlag können für eventuelle Nachteile oder Schäden, die aus den im Buch gemachten praktischen Hinweisen resultieren, eine Haftung übernehmen.

Bildnachweis

Das Fotoarchiv: U4, (Max Schmid); IFA-Bilderteam: 26 (Bumann); Ulrich Kerth: 12, 54, 57, 67, 69, 70; Maharishi Institut für Ayur-Ved/Gesundheitszentrum Breitenbrunnen, Sasbachwalden: Titelbild (U1); Hans Seidenabel: 72, 88; Tony Stone: 1 (James Darell), 6 (Mark Williams), 8 (Andre Perlstein), 16 (James Strachen), 17 (Andrew Rodney), 18/1 (Claire Hayden), 18/2 (Ken Biggs), 18/3 (Philip & Karen Smith), 20 (Brian Bailey), 34 (John Garrett), 35 (TWS), 40 (Ray Massey), 44 (Bruce Ayres), 46 (John Running), 82 (Ken Scott);

Impressum

© 1995 by Südwest Verlag GmbH & Co. KG, München
Alle Rechte vorbehalten

Lektorat:
Dr. Elisabeth Veit
Medizinische Fachberatung:
Dr. med. Christiane Lentz
Redaktionsleitung:
Josef K. Pöllath
Bildredaktion:
Gabriele Duschl
Produktion:
Manfred Metzger
Umschlag und Layout:
Christine Paxmann, München
DTP/Satz:
Stephan Breitling, München
Druck:
Color-Offset, München
Bindung:
R. Oldenbourg, München
Printed in Germany

Gedruckt auf chlor- und säurefreiem Papier
ISBN 3-517-01659-4

Register